RECHERCHES

SUR LES

EAUX MINÉRALES DES PYRÉNÉES.

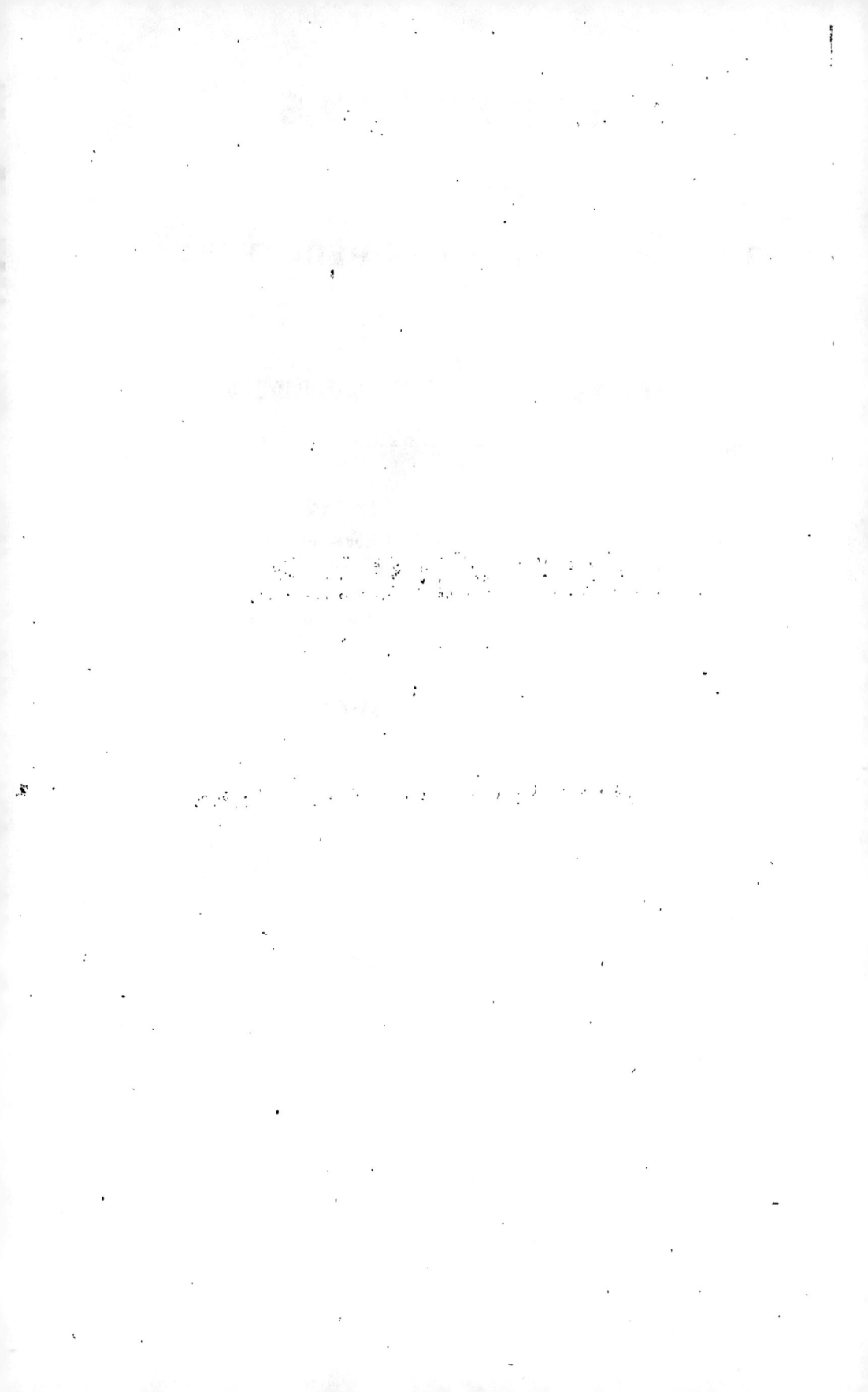

RECHERCHES

SUR LES

EAUX MINÉRALES DES PYRÉNÉES;

PAR

M.ᵉ THÉOPHILE DE BORDEU,

DOCTEUR EN MÉDECINE.

Le Journal de Barèges peut être regardé
comme l'ouvrage d'un siècle entier d'observations et discussions suivies sans interruption.
Nos travaux ont fait quelque sensation.
Il naquit de ces divers écrits un système
sur les Eaux des Pyrénées.   (TH. BORDEU.)

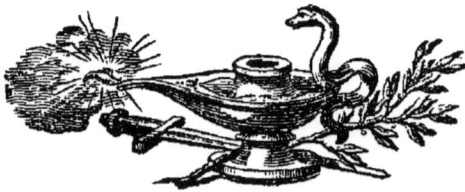

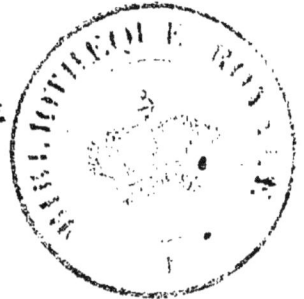

Pau.

É. VIGNANCOUR, IMPRIMEUR-LIBRAIRE.

—

1855.

Aux Baigneurs.

Les Eaux des Pyrénées attirent tous les ans une foule plus nombreuse et plus brillante. Elles fournissent aussi le sujet d'une multitude de livres; mais de ces livres, la plupart doivent à la Poésie ou au Roman l'intérêt qu'ils inspirent, et le succès qu'ils obtiennent.

Les médecins absorbés par les soins de la pratique, sont ceux qui de nos jours ont le moins écrit sur nos bains. Aussi les malades se plaignent de ne rencontrer partout que des notions confuses, des indications très-légères sur les propriétés des Eaux. C'est vainement qu'ils recherchent celles qui peuvent le mieux convenir à leurs souffrances; l'expérience qu'ils interrogent reste muette; ce sont les préjugés, les opinions hasardées; c'est l'erreur qui répond.

L'esprit de notre époque doit se retrouver dans toutes les compositions qu'elle voit naître. Avec quelque prétention à montrer le positif des choses, il est aisé de voir que l'imagination domine partout, et il résulte de cet empressement à fuir la connaissance aride de ce qui est, qu'à juger, par exemple, de nos Thermes par les ouvrages; même sérieux, qu'ils inspirent, il semble que ce sont des autels dressés au Plaisir plutôt qu'à la Santé. On croirait que la seule vertu de nos Eaux est de rendre à l'opulence oisive la saveur primitive de ses goûts, au vice blâsé la fraîcheur de ses sensations ruinées.

Mais les constitutions souffrantes, les organisations altérées, la pauvreté, qui ne peut se livrer à des essais, manquent d'un guide sûr, d'un conseil éclairé. Nous sentions la nécessité de le leur offrir. Des hommes de l'art nous ont dit qu'il existe, et qu'il ne s'agissait que de le remettre en lumière. On nous a rappelé les ouvrages de *Bordeu*, et nous avons réuni en un seul volume ce qu'il a répandu dans plusieurs livres sur les Eaux des Pyrénées, avec ses Lettres à M.me de *Sorberio*. Celles-ci sont un ouvrage de sa jeunesse : il aima toute sa vie à se le rappeler. Elles renferment des indications très-sûres, des renseignemens positifs, fruit d'une longue étude. Ils sont donnés dans un style clair, précis, quelquefois élégant. Les localités ont sans doute beaucoup changé, mais on trouve dans cet ouvrage ce qui est vrai et le sera dans tous les temps, des observations judicieuses sur la nature, les effets et les propriétés des Eaux, des faits curieux mêlés à des souvenirs historiques, et racontés avec la simplicité du vrai savoir. Il n'y a pas de profanes pour un tel livre; nous en avons élagué tout ce qui ne serait intelligible que pour les hommes de l'art; chacun peut le lire, le comprendre, et chaque malade peut y puiser d'utiles enseignemens pour sa guérison.

Nous aurions pu singulièrement accroître cet ouvrage : on ne saurait imaginer tout ce que Bordeu a écrit sur les Eaux des Pyrénées. Il n'est pas un seul de ses livres où il ne célèbre leurs louanges, où il n'entonne un hymne pour elles. Que de titres n'eurent-elles pas à son souvenir, à sa reconnaissance, à ses plus douces affections! C'était sa patrie, le sujet de ses ses premiers travaux et presque le patrimoine de ses ancêtres. Son père était Intendant des Eaux d'Aquitaine; son aïeul l'avait été. On a dit, on peut dire encore de cette famille qu'elle est féconde en bons médecins comme celle des Condé en héros. Les observations que nous publions aujourd'hui sont une sorte d'héritage que chaque génération, dans la famille de Bordeu, se transmettait en l'étendant jusqu'à ce qu'il tomba sous la main d'un homme de génie qui l'empreignit de sa trace, et voulut dans l'intérêt de l'humanité comme de sa gloire le livrer à la France entière.

Théophile *Bordeu* naquit en 1722 à Izeste, petit village de la vallée d'Ossau. Il alla étudier à Montpellier, et à peine âgé de vingt ans, il fut dispensé, pour conquérir ses grades de la plupart des épreuves recommandées par les réglemens, par l'usage et surtout par la passion de la scholastique qui dominait si fortement à cette époque. On retrouve dans sa thèse le souvenir si puissant et si doux de son village d'Izeste, et de ses Eaux des Pyrénées. Cette Thèze fut remarquée parce qu'il y avait déposé le germe de la doctrine médicale qu'il développa plus tard, et parce qu'il y parlait avec une confiance qu'il n'a jamais perdue des bains peu connus alors de sa vallée d'Ossau. Après ses études, il vint se fixer dans sa patrie ; il s'occupa fortement au milieu de ces montagnes qui lui étaient chères ; mais son hameau était un pauvre théâtre pour sa gloire. Il lui dit un douloureux adieu, et il se rendit à Paris.

Il était âgé de 30 ans : son diplôme ne l'autorisait pas à exercer son art au sein de cette faculté; mais il n'hésita pas à redescendre sur les bancs, et à conquérir une à une, dans son âge mûr, ces distinctions de l'école que sa jeunesse avait saisies d'un seul coup à Montpellier. Son génie se dévoila bientôt tout entier. Le monde Médical était alors divisé entre deux systèmes également faux ; Bordeu, dans ses divers écrits, développa la doctrine de l'*organisme* qui n'était soupçonnée d'aucun des esprits de l'époque, tous préoccupés par de folles disputes et des erreurs ridicules. Cette doctrine modifiée par l'expérience et le temps, fortifiée par les progrès des sciences accessoires, a rallié aujourd'hui toutes les opinions, vaincu tous les systèmes, et subsiste pour la gloire d'un homme et l'intérêt de l'humanité. L'envie, qui s'attache à toutes les illustrations, devait être une compensation à cette gloire. Elle fatigua la vie de Bordeu ; elle s'acharna contre lui avec une incroyable audace et une dévorante opiniâtreté. Elle attaqua ses mœurs si pures et si douces, sa probité si sévère, son désintéressement si réel. Il était tel, qu'après la pratique la plus active, au milieu de la clientelle la plus riche, Bordeu ne laissa qu'une fortune modeste, déposée chez son compatriote de Laborde, le banquier de la Cour.

La mort le frappa dans son sommeil. Elle aurait craint, disaient les agréables du temps, de l'attaquer éveillé. Il a laissé dans la médecine un nom qui peut grandir, mais qui ne sera jamais oublié. En reproduisant une partie de ses œuvres, nous sommes heureux de rendre hommage à un génie concitoyen qui a une belle place à côté des grands hommes, dont la demeure ou le berceau sont consacrés parmi nous. Nous serons heureux aussi, si la célébrité devenue plus populaire de Bordeu, peut étendre d'avantage encore celle de nos Eaux. Tant d'efforts tendent à ce but qu'on y réussira peut-être. L'Administration a compris depuis long-temps, que les améliorations matérielles étaient là un de ses premiers et de ses plus utiles devoirs. Si Bordeu vivait encore, avec quelle admiration il verrait tous les triomphes obtenus par l'art sur une nature sauvage et rebelle ! Avec quel charme il écouterait tous les projets qu'on annonce, et qui seront bientôt une heureuse réalité ! Il n'en aimerait pas d'avantage sa patrie, puisqu'il épuisa pour elle tout ce qu'il y a d'affection dans le cœur de l'homme ; mais il bénirait tous ceux dont les soins, les actes ou les écrits rendent ce pays plus aimable aux étrangers ; et il s'applaudirait sans doute de cet exemple patriotique qu'il a le premier donné parmi nous. Il attachait un grand intérêt à une feuille périodique fondée par son père, continuée par lui avec une admirable patience et d'indispensables efforts dans ce temps ; elle était intitulée : *Journal de Barèges.* Ce Journal était destiné à publier tous les faits curieux relatifs à nos Eaux, tous les miracles qu'elles avaient produits. Nous ne demandons pas à nos médecins une telle entreprise, mais nous les conjurons au moins de ne pas laisser périr dans le silence et l'oubli tout ce qu'une expérience journalière leur révèle d'instructif et de salutaire sur les effets des Eaux. Qu'ils soient fidèles aux leçons du grand homme ! La science et l'humanité le leur demandent. Il y va de l'intérêt de tous à accroître ce trésor des faits amassés par Bordeu. Les désirs qui nous ont été manifestés nous assurent que les richesses de cette nature ne seront pas dédaignées. C'est le seul moyen d'ailleurs d'obtenir un système complet d'instruction sur les Eaux des Pyrénées.

RECHERCHES

SUR

LES EAUX MINÉRALES DES PYRÉNÉES;

PAR

M.ʳ THÉOPHILE DE BORDEU,

DOCTEUR EN MÉDECINE.

OBSERVATIONS GÉNÉRALES.

Lᴇs divers moyens que la médecine met en œuvre pour conserver et rétablir la santé, sont les voyages, la diète, le changement d'air et d'objets de sensations. Mais le traitement des eaux minérales employées à leurs sources, est, sans contredit, de tous les secours de la médecine, le mieux en état d'opérer, pour le physique et le moral, toutes les révolutions nécessaires et possibles dans les maladies chroniques. Tout y concourt : le voyage, l'espoir de réussir, la diversité des nourritures, l'air surtout qu'on respire et qui baigne et pénètre les corps, l'étonnement où l'on se trouve sur les lieux, le changement de sensations habituelles, les connaissances nouvelles qu'on fait, les petites passions qui naissent dans ces occasions, l'honnête liberté dont on jouit, tout cela change, bouleverse, détruit les habitudes d'incommodités et de maladies auxquelles sont surtout sujets les habitans des villes.

On ne peut le nier : ils sont tous plus ou moins affectés de quelque passion qui tient en échec les mouvemens de l'économie animale. Il serait permis de les comparer à des espèces de somnambules, dont les goûts pour les fonctions naturelles sont distraits et mal dirigés, qui ne respirent, n'entendent, ne voient et ne digèrent qu'à demi ; qui sont perpétuellement pressés, tiraillés, irrités, et du côté de la tête, et du côté du cœur, et de celui de l'estomac ; qui sont sans forces, sans sommeil, ennuyés, épuisés, engorgés de sucs étrangers à la santé, dans un orage perpétuel, sur le fait des sensations, agités par des projets forcés, écrasés par des pertes et des malheurs que leur excessive sensibilité leur grossit. Ces détraquemens habituels de la partie sensible énervent les fonctions, entretiennent et aggravent les maladies longues et lentes ; elles les multiplient et les rendent rebelles en ôtant le courage, l'espoir, la patience, cette heureuse indifférence, cette précieuse insensibilité, qui font naître le bon sens, la paix de l'âme et la bonne santé.

Un voyage sur mer, à la campagne, en pays

étranger, les danses, les courses, l'équitation et les autres secours de la gymnastique, partagent avec les eaux minérales les avantages dont il vient d'être question. Aussi les habitans des villes ne peuvent-ils mieux faire que de se livrer à tous ces exercices, et de fuir, dans les belles saisons, leurs demeures singulièrement nuisibles à leur santé, mais si utiles d'ailleurs à plusieurs de leurs besoins et de leurs passions. Aussi Brown, médecin philosophe, fort éloigné de toute opinion superstitieuse, a-t-il, à bon droit, regretté les pélerinages, qui firent autrefois un des exercices de nos pères.

Ces pieuses courses étaient fort utiles à la santé; et sans doute elles furent du goût des valétudinaires sujets aux infirmités chroniques et nerveuses. On peut leur comparer les voyages et les transmigrations des villes aux campagnes, qui sont d'usage aujourd'hui. Chacun désire l'air de la campagne et le changement de celui auquel il est habitué. Chaque malade désire aller consulter, sur ses maux, quelque médecin étranger. Heureux, pour le dire en passant, les lieux qui peuvent fixer l'attention, et appuyer l'espérance du public par les lumières d'un médecin au-dessus du commun !

Les eaux minérales ont beaucoup plus d'avantages. Les siècles les plus reculés en adoptèrent l'usage; il en reste une preuve dans les œuvres d'Hippocrate. Les Romains s'arrêtaient à toutes les sources chaudes ; Pline en est le témoin. Il y en a où ces Païens avaient placé des divinités particulières ; il reste des traces de leurs *ex voto*. Les nymphes, les naïades et les dieux guérisseurs étaient très-bien logés dans ces lieux alors solitaires, et où s'opéraient les cures miraculeuses, à l'ombre d'antiques forêts, dans les creux des rochers, d'où les échos portaient au loin les merveilles.

Aix-la-Chapelle, lieu chéri des Romains à cause de ses sources chaudes et abondantes, devenu le centre de l'empire d'occident, aurait pu fixer particulièrement l'attention des médecins qui donnaient leurs leçons dans les palais des rois, dans les églises et dans les maisons religieuses : ils auraient pu user de ces eaux comme les Romains en usaient ; mais l'horreur et la crainte du paganisme continuaient à captiver les suffrages.

Aix en Savoie, autre source connue des Romains, devenait désert. Aix en Provence, Bourbonne-les-Bains et autres lieux de cette espèce, ne fournissaient plus de ressource aux malades, ni d'objet de distraction aux valétudinaires. Plombières était à peine connu à la cour de Lothaire. Le midi de la France était sous le joug des Arabes et des Goths, plus occupés de leurs conquêtes et de leurs hérésies, que du profit qu'il y avait à tirer du grand nombre de sources de l'Aquitaine, si connues sous l'empire romain, si agréables, et où les Païens venaient de loin chercher la santé et se délasser des fatigues de la guerre.

Les grandes guerres de la succession de Charlemagne bouleversaient l'empire. Comment aurait-on pénétré jusqu'aux eaux des Pyrénées ? Ces montagnes étaient habitées par les descendans de ces Cantabres qui résistèrent au joug Romain : peuples sobres et libres, circonscrits dans leurs vallées; peuples un peu sauvages, qui affectaient de laisser dépérir dans leur voisinage les travaux faits par les Romains à quelques sources minérales; qui regardaient les grands chemins comme des signes de servitude, comme des préparatifs pour des conquêtes, et des prétextes pour la tyrannie.

La magie, les songes, l'astrologie judiciaire (ensuite les fées), les sorcières, les sorts, les enchantemens occupaient les esprits frappés de quelques traits de lumière encore mal aperçue. La sorcellerie et la féerie avaient succédé aux idées poétiques des nymphes, des naïades, des faunes et des chèvre-pieds. De languissantes rêveries, effets d'un crépuscule de raison qui commençait à prendre le dessus, entretenaient un fond de mélancolie et de timidité qui faisaient voir des loups-garoux et des sabbats, partout où les ennemis de la religion avaient porté leurs pas, et dans tous les lieux sombres et retirés. Les *broxes* espagnoles tenaient leurs assemblées dans les Pyrénées, qu'Hercule avait parcourues, que les dieux païens avaient brûlées. On tremblait au seul récit de ces rêveries. Cette espèce de maladie, cette sorte d'épidémie qui était, comme les autres, du ressort des médecins, était aussi trop enracinée pour être combattue par une méthode bien fixe et bien raisonnée.

Les lieux des eaux étaient les rendez-vous des joueurs, des farceurs, des baladins et des garnemens des provinces. On connaît des eaux dans les Pyrénées qui se nomment encore *engrosseuses* (*enpreignaderes*) : il y en a où les souverains et leurs courtisans allaient se baigner et faire des parties de plaisir. Marguerite de Valois le reprochait à Henri IV son époux : tout cela faisait fuir les gens graves, timides, dévots et modestes. Les fées s'étaient emparées de quelques sources : il y en a aussi dans les Pyrénées qu'on nomme encore *fontaine des Fées* (*houn de las Hades*). Les sorcières, broxes et loups-garoux y faisaient, comme nous l'avons remarqué, leurs sabbats. Il n'y a pas un siècle qu'on voyait encore dans ces lieux escarpés et éloignés de toute habitation, où la nature fait jaillir les eaux minérales, des boucs et des chèvre-pieds de mauvais présage pour les devins et les astrologues.

Toutes ces causes concouraient à détourner l'attention des médecins de l'emploi des eaux, et donnaient aux peuples une impulsion contraire aux voyages et aux essais de ces eaux. Tout a changé de face dans notre siècle.

Jamais l'ordre des médecins ne fut si nom-

breux, si instruit, si vigilant. Nos professeurs
enseignent avec autant de zèle que de connaissances : nos écoles sont ouvertes à tout le monde,
comme elles l'étaient il y a dix siècles.

Il y manque (pour nous renfermer dans
l'objet qui nous occupe aujourd'hui) l'enseigne-
ment public des vertus des eaux, et de la manière de les employer en général et en particulier. On a besoin d'un système complet sur les
eaux du royaume, qui peuvent être classées,
partagées en sources primitives, principales, sub-
sidiaires, succédanées, simples, composées et dis-
tinguées, eu égard au climat où elles se trouvent, aux minéraux qu'elles contiennent, à leur
chaleur, à leur abondance, à leurs commodités
ou incommodités pour leur administration ;
enfin, elles doivent être comparées avec celles
des pays étrangers. Ce système, nous ne pouvons que le concevoir et l'énoncer comme possible. Renfermé dans les bornes de notre patrie,
nous ne devons nous occuper que des sources
qui lui appartiennent : nous les réduisons à six.
Les *Eaux-Bonnes*, les *Eaux-Chaudes*, celles de
Cauterets, de *Luz* ou *Saint-Sauveur*, de *Barèges*
et de *Bagnères*.

Marguerite, sœur de François Ier, reine de
Navarre et souveraine de Béarn, redonna à ces
eaux une partie du lustre dont elles avaient
joui du temps des Romains. Les Gastons en
avaient déjà senti l'importance. Marguerite visi-

tait souvent ces sources, et les interlocuteurs de ses contes étaient Escuranids, un de ses médecins et des preneurs d'eaux (1). Les scènes des romans auxquels cette ingénieuse reine (qu'on nommait la *Marguerite des Marguerites*) donna tant de vogue, se passaient dans nos vallées, où elle était à l'abri des persécutions qu'on lui suscitait à Rome et à la cour de France. Sa fille Jeanne acheva de dissiper les craintes et les erreurs populaires répandues dans les lieux des eaux; elle fit la guerre aux sorcières reléguées dans nos montagnes. Son génie bouillant la conduisit trop loin à quelques égards, mais il ne lui fit pas passer les bornes raisonnables au sujet de la médecine; elle y croyait plus qu'à la théologie, qu'elle confondait avec les erreurs des mauvais théologiens.

Nos eaux étaient très-célèbres en ce temps-là: Montaigne les pratiquait et les aimait; il les appelait *Grammontoises*, du nom de la famille de Gramont, originaire du Béarn. Jean d'Albret, beau-père d'Antoine de Bourbon, et qui se trouva à la bataille de Pavie, avec François I.ᵉʳ, donna aux Eaux-Bonnes le nom d'*eaux d'arquebusade*, à cause des bons effets qu'elles produisirent sur les Béarnais blessés en Italie, par des coups d'ar-

(1) D'anciens registres prouvent les égards que Marguerite avait pour lui. Elle demanda aux habitans de la vallée d'Ossau le franc pacage pour les vaches et les jumens de son médecin, qui la dirigeait dans ses voyages aux Eaux.

quebuse, qui était alors une arme nouvelle·
Henri IV connut et fréquenta les eaux dans sa
jeunesse; il ne les oublia point lorsqu'il fut devenu roi de France. Il reste des traces de ce que
ses médecins Ortoman, Dulaurens, Joubert et La
Rivière pensaient sur ces eaux. Les Vallot décidè-
rent Louis XIII pour l'usage de la casse et les eaux
de Pougues, en France : c'était le temps où les
Gui-Patin bavardaient et médisaient des Pyrénées, et de Duchesne, médecin chimiste, du
pays d'Armagnac, limitrophe de Béarn. Louis
XIII vint visiter la patrie de son père pour
d'autres objets que celui des eaux minérales.
Fagon eût un rayon de connaissance sur les
eaux Bonnes et celles de Barèges, à propos de
la fistule de Louis XIV, que l'opération ne
guérit pas complètement, et que ces eaux auraient aussi bien palliée. Le roi allait les prendre
et revoir le berceau de Henri IV, lorsque de
petites intrigues de cour l'empêchèrent de prendre la voie la plus sage pour sa santé. Chirac
s'occupa des eaux de Balaruc, en Languedoc,
sa patrie, à propos d'une blessure du régent,
à laquelle nos eaux convenaient mieux que
celles de Balaruc. Ces médecins, chargés par
leurs places de veiller sur les eaux minérales,
n'avaient encore pu s'instruire qu'imparfaitement.
Madame de Maintenon avait conduit le duc du
Maine à Barèges, que l'amour embellit depuis.
Un ingénieur, frappé des charmes d'une très-

vertueuse demoiselle, ayant aplani nos montagnes, il fit à Barèges des dépenses et des répa-
rations qui en font désirer de pareilles pour Cauterets. Louis XV rendit Barèges commode aux
militaires; et cette source devint par là comme
le centre de toutes les autres.

Nous trouvâmes plus d'une occasion de réveil-
ler l'attention de Chicoineau, de Senac, médecins
du roi, et d'Helvétius, médecin de la reine. Nos
travaux et nos observations furent, par une suite
de hasards, connus de ces archiastres. Nous ne
cessâmes de les solliciter sur les intérêts de l'art,
sur les leurs propres, sur la nécessité d'une lé-
gislation convenable dans l'administration des
eaux. On nous demanda des mémoires, des
consultations, des observations, des remarques
faites par nous et par nos confrères, qui, d'une
génération à l'autre, employaient nos eaux
depuis un temps immémorial. Toutes ces ques-
tions furent répondues : il naquit de ces divers
écrits un système sur les eaux des Pyrénées
qui manquait.

Ce n'a pas été l'affaire d'un jour. *Le journal
de Barèges*, porté au point où il se trouve
aujourd'hui, peut être regardé comme l'ouvrage
d'un siècle entier d'observations et de discussions suivies sans interruption. De ces trois
auteurs, l'un a travaillé à l'emploi des eaux
plus de cinquante ans; l'autre n'a cessé de s'en

occuper pendant trente, et le troisième les administre depuis vingt. Ce travail a fourni une collection de plus de deux mille observations principales, et l'histoire de tout ce qui s'est passé à ces eaux depuis que Chicoineau et Senac se rendirent à nos instances.

On ne l'a point ignoré, nos travaux ont fait quelque sensation ; il s'est passé à cet égard bien de petites scènes dont nous n'avions ni besoin, ni envie. Libres comme nos pères, nous avons tâché de servir comme eux nos vallées ; par choix, par goût, avec modestie et sans autre prétention que celle de tenir au vrai et de remplir ensuite les devoirs qui nous ont été imposés.

C'est à nous que sont dus l'usage intérieur des Eaux Bonnes, leur application aux maladies de la poitrine, et l'heureuse célébrité qu'elles ont acquise. Elles ont guéri quelques pulmoniques, et elles en ont soulagé un grand nombre. Inconnues jusqu'ici à la France, leur fortune vient de s'étendre depuis la capitale jusqu'aux provinces les plus reculées et jusque chez l'étranger.

Les Eaux-Chaudes, leurs voisines, étaient les plus brillantes à la cour de Navarre (1), et elles vieillissaient lorsque nous avons repris et renouvelé

(1) De là vient sans doute qu'on les appelait *Eaux d'Albret*, nom moins vague que celui qui a prévalu et qu'on ferait très-bien de leur rendre.

leur usage. Il a fallu réformer beaucoup de bruits populaires sur celles de Cauterets, modérer les éloges qu'on faisait de celles de Bagnères, la plus antique de nos sources, et qui fut la plus commode aux Romains. Il a fallu assurer aux eaux de Barèges les droits qu'on ne leur connaissait point sur les maladies internes, celles des nerfs, celles de la matrice, les écrouelles, la maladie vénérienne. Nous fûmes des premiers à faire boire ces eaux ; des premiers aussi à les mêler toutes avec du lait, à les faire boire pour boisson ordinaire, à les faire prendre en hiver, à les employer à la fin des maladies aïgues. Personne avant nous n'avait comparé une source à l'autre, et essayé de borner chacune dans sa sphère naturelle. On n'avait pas envoyé des verbaux aux médecins du roi : on n'avait pas pensé à faire un journal ou un registre qui pût fixer les idées et contenir les faits historiques tels qu'ils s'étaient passés : on n'avait pas essayé de comparer nos eaux avec les autres du royaume ni avec celles des pays étrangers.

On en conviendra : jamais il ne fut autant question d'eaux minérales que dans ce siècle. Nous avons développé ci-dessus les causes de cette tardive révolution. Ces eaux ont fait, en France et chez les étrangers, l'objet de l'étude de plusieurs savans, et donné lieu à un grand nombre d'ouvrages. Jamais nos Pyrénées n'avaient tant vu d'écrits, de mémoires, de lettres; leurs

échos ne répètent que les noms d'analyses, d'observations.

ACTION OU EFFETS DES EAUX MINÉRALES.
LEUL MANIÈRE D'AGIR.

Il est démontré par un grand nombre d'observations, que les eaux de Bagnères sont beaucoup plus purgatives que celles de Cauterets
et les Chaudes, et que celles-ci le sont un peu
plus que les Bonnes et celles de Barèges, qui
constipent quelquefois. Toutes possèdent une
vertu diurétique, laquelle est supérieure dans
les eaux de Bagnères, et moindre dans les eaux
Bonnes et celles de Barèges, que dans celles de
Cauterets et Chaudes. Les eaux de Barèges don-
nent beaucoup d'activité au pouls, font suer
plus ou moins, et causent quelquefois des in-
somnies : les eaux Bonnes produisent à peu
près les mèmes effets : les eaux de Bagnères
excitent des secousses de tout le corps, même
dans les gens robustes : elles appesantissent la
tète, mais moins que celles de Cauterets et les
Chaudes ; les Eaux-Chaudes surtout portent au
cerveau, et il est certain qu'elles énivrent plus
souvent que toutes les autres : enfin, toutes ces
eaux réveillent l'appétit et facilitent l'exercice
des fonctions du corps : du reste, elles ne font
point vomir, à moins qu'on ne s'y trouve bien
disposé. Tels sont les effets de nos eaux minérales en général, dans l'état de santé parfaite ;
car il arrive souvent que, prises en petite quan-

tité, en boisson ou en bain, par ceux qui se portent bien, elles opèrent à peine quelque effet sensible. Enfin, les effets du café pourraient, à quelques égards, se comparer avec ceux de nos eaux, hormis celles de Bagnères.

Quand on observe attentivement les effets que produisent nos eaux dans les personnes valétudinaires, ou qui ont quelque organe faible, débilité, dérangé, on peut s'instruire de bien des choses relativement à leur usage. Les eaux de Bagnères rendent la respiration laborieuse dans ceux qui ont la poitrine délicate ou une disposition au catarrhe, soit prochaine, soit éloignée; elles leur causent un serrement de cette partie, qui est plus ou moins marqué. Les autres eaux, au contraire, ouvrent et dégagent la poitrine; propriété qui est un peu moins énergique dans les Eaux-Chaudes et de Cauterets, que dans celles de Barèges et les Bonnes. Ces dernières ont quelque chose de béchique, et procurent souvent l'expectoration; elles ont cet avantage principalement sur celles de Bagnères, qui n'occasionnent qu'un crachottement, en irritant les entrailles. Les personnes bilieuses, ou qui sont attaquées de légères jaunisses, trouvent un soulagement assez prompt dans les eaux de Bagnères; les eaux de Cauterets et les Chaudes l'emportent, à cet égard, sur celles de Barèges et les Bonnes. Ceux qui ont quelque difficulté d'uriner, retirent plus d'avantage, au moins dans les pre-

miers jours, des eaux de Bagnères que de celles
de Cauterets et des Chaudes, et de celles-ci,
plus que des eaux Bonnes et de celles de Barèges.
Ces deux dernières portent à la sueur, mieux
que celles de Cauterets et les Chaudes. Les eaux
de Bagnères, au contraire, sont sujettes à supprimer les excrétions de la peau. Ces mêmes
eaux soulagent dans les constipations du ventre
plus sûrement que les autres, au moins pendant
un temps; elles diminuent aussi plus promptement les chaleurs et les rougeurs du visage et
de la poitrine qu'éprouvent souvent les personnes affligées de vapeurs; mais dans la suite elles
peuvent augmenter ces accidens. Les eaux de
Barèges, au contraire, les augmentent au commencement, et elles les apaissent dans la suite
du traitement. Ces divers effets peuvent facilement s'expliquer par ce qui a été dit et par ce
que nous dirons dans la suite.

Les eaux de Bagnères ont quelque chose de
styptique, de terreux et d'austère, qui leur fait
produire la sécheresse de la langue et une sorte
de serrement dans le gosier. Les eaux de Barèges ont une saveur douce et onctueuse, comme
celle du sang, ou, selon quelques-uns, comme celle d'un morceau de sucre qui serait im-
prégné de quelque acide fort léger : elles excitent des nausées quand on en avale ou qu'on
les flaire fortement. Les eaux Bonnes ont assez
le goût du petit-lait; elles sont beaucoup moins
styptiques que celles de Bagnères : leur odeur,

de même que celle des eaux de Barèges, ressemble à celle de la vase ou du foie de soufre, de la poudre à canon ou d'un œuf durci au feu. Les eaux de Cauterets et les Eaux-Chaudes, irritent davantage le gosier, et paraissent avoir plus de stypticité que celles de Barèges et les Bonnes : l'odeur de ces eaux est d'ailleurs la même. A l'égard des notions fournies par le tact, les eaux de Bagnères impriment une certaine rudesse à la peau, ce que les autres eaux minérales ne font pas plus que l'eau ordinaire : on dirait que la chaleur des premières a une sorte de siccité. Enfin, les sueurs qu'elles causent ressemblent assez à celle que produit la course. Au contraire, les eaux de Barèges et les autres excitent une sueur douce, souvent semblable à une sueur critique salutaire. Est-il donc croyable que les eaux de Barèges, les eaux Bonnes, les Eaux-Chaudes et celles de Cauterets, sont grasses et gluantes, telles, par exemple, qu'un léger mélange de savon avec de l'eau, et que les eaux de Bagnères sont âpres, maigres et dépourvues d'onctuosité ? J'ai été autrefois dans ce sentiment, que je révoquai depuis en doute, fondé sur plusieurs expériences qui m'ont appris qu'on pouvait se méprendre en attribuant à une qualité grasse des eaux ce qui n'est que l'effet de la chaleur. Ainsi l'eau commune même, soit chaude ou tiède, paraît au doigt avoir l'onctuosité des eaux de Barèges et des autres. De plus, les eaux Bonnes, les Eaux-Chaudes, celles de Cauterets et de Barèges, déposent au fond des vases une matière glaireuse, ou autre de cette nature, qui peut, en quelque manière, s'attacher aux doigts; au lieu que celles de Bagnères déposent une terre âpre et sèche, en forme de couches de sable, de sorte qu'on pourrait distinguer nos eaux minérales en sèches et en onctueuses.

Les eaux de Bagnères fortifient les parties, en leur rendant le degré de force qu'elles doivent naturellement avoir : celles de Barèges les relâchent, en leur rendant aussi la mesure de leurs forces naturelles : ainsi l'objet final du ton et du relâchement, est le même. Il est sans doute croyable que l'effet des eaux, prises intérieurement, est plus considérable dans les premières voies, et qu'elles agissent ensuite sur les autres parties, comme les causes des maladies sympathiques y agissent, en irritant l'estomac et les intestins par leur poids, leur volume, leur chaleur, et par leurs sels : ainsi la sensation particulière que causent les eaux de Bagnères dans les entrailles, fait qu'elles purgent pour l'ordinaire, au commencement de leur usage; leur manière d'agir est donc de déterminer les mouvemens de la circonférence au centre, et la pente des humeurs du corps vers les intestins : or ces qualités peuvent les rendre contraires dans bien des maladies.

Les eaux de Barèges, et les autres, purgent rarement; aussi ne produisent-elles qu'une commotion douce et légère, laquelle se dirige du centre du corps à sa circonférence, et suscite la fièvre. Les eaux de Bagnères produisent aussi quelquefois ces effets. Ces dernières dissipent quelquefois les œdèmes et les bouffissures de la peau, et elles rétablissent son élasticité, en ce que l'action vive qu'elles produisent, s'étend jusqu'aux parties les plus éloignées. Aussi par la fièvre que les eaux de Barèges excitent, les plus petites fibres sont dégourdies ou ébranlées, l'équilibre de leurs oscillations renaît, et enfin les parties contractées se relâchent, pourvu qu'elles ne soient pas affectées d'une callosité bien formée ; car dans ce cas, les eaux les font suppurer ou résoudre; mais la résolution est souvent l'ouvrage du relâchement. On peut expliquer par là comment les eaux de Barèges rouvrent les cicatrices, ou en procurent la formation. Ces effets qu'elles produisent sont dus à l'agitation qu'elles causent dans toute la masse cellulaire, au moyen de laquelle elles font naître une pléthore du suc nourricier, et une fièvre dont elles dirigent le travail excrétoire. Au contraire les eaux de Bagnères, qui ébranlent vivement les organes, et purgent fortement, évacuent une grande quantité de suc nourricier, d'où vient qu'elles sont peu propres à favoriser l'ouvrage des cicatrices : elles les procurent pourtant quelquefois accidentellement, en évacuant les sérosités dont l'organe cellulaire regorge. Ces mêmes eaux, par l'impression forte qu'elles font sur les organes des premières voies, irritent la poitrine, et l'affectent.

Les eaux de Cauterets, et les eaux Chaudes affectent la tête, par l'agacement qu'elles causent sur les nerfs de l'estomac et des intestins, et en excitant la fièvre, comme les eaux de Barèges.

Les eaux Bonnes tiennent le milieu entre toutes les autres : elles sont béchiques, et elles produisent d'autres effets résultans de leur action particulière sur les nerfs gastriques, et autres, et sur chaque organe ; car chaque médicament a sa manière propre et particulière d'opérer.

RÉSULTAT DE DIVERSES EXPÉRIENCES.

Je serais trop long si je voulais rapporter ici toutes les expériences que j'ai faites sur nos eaux, en les mêlant aux diverses liqueurs animales. 1.º Les eaux de Bagnères mêlées avec le lait, étant froides ou chaudes, telles qu'on les trouve à la source, ne les changent presque pas ; mais si l'on fait bouillir le mélange, alors le lait se coagule, et le serum s'en sépare. A l'égard des eaux de Barèges, et des autres, qu'elles soient froides ou chaudes, à tel degré qu'on voudra, elles n'altèrent pas plus le lait, que ne l'altère l'eau commune. Si l'on mêle du sang nouvellement tiré des veines, avec les eaux de Bagnères, il paraît former un coagulum. 2.º Quant aux autres eaux Bonnes, Barèges, etc., au lieu de le coaguler, elles semblent le rendre plus coulant, que ne le fait l'eau commune tiède : le sang qu'on fait bouillir avec les eaux de Bagnères se concret, de même que dans l'eau ordinaire; ce qui n'arrive pas toujours avec les eaux des Barèges, et les autres. 3.º Le blanc d'œuf n'éprouve presque pas de changement dans nos eaux, à moins qu'elles ne soient bouillantes; dans ce cas, elles le durcissent, comme le durcirait l'eau commune. 4.º L'eau de Bagnères ne dissout pas parfaitement le savon, comme fait l'eau de certains puits par l'intermède d'un sel acide : les eaux Bonnes le dissolvent, ainsi que les autres comme l'eau de pluie le dissout, elles dissolvent même la bile. 5.º Il paraît que le pus et les crachats se dissolvent moins bien dans les eaux de Bagnères, que dans celles de Barèges, les Bonnes, etc. Dans les premières, comme dans l'eau commune, une partie du pus se mêle à l'eau et la trouble, l'autre partie se concret et surnage, ou tombe au fond en forme de glaires. 6.º Un mélange de lait, d'œuf et de sucre, (mélange qui ressemble peut-être à la masse du sang) que l'on fait cuire au bain-marie avec les eaux de Barèges ou les Bonnes, se prend de même qu'avec l'eau ordinaire. Le coagulum paraît plus grumelé, moins également lié, avec les eaux de Bagnères, 7.º L'usage des eaux de Bagnères teint ordinairement les matières fécales en noir ; celles de Barèges, et les autres, les noircissent moins, et elles les teignent souvent en brun, ou en bleu d'ardoise. 8.º Des lambeaux de chairs squirheuses, macérés ou cuits dans nos eaux, n'y sont pas plus changés que dans l'eau commune. 9.º Nos eaux cuisent la viande comme l'eau ordinaire ; celles de Bagnères la durcissent un peu, et l'on sait que le pain qu'on en fait, ne fermente pas convenablement. 10.º Des animaux de différente espèce, grenouilles, poissons, vers, plongés vivans dans nos eaux se durcissent dans toutes comme dans l'eau commune chaude, et ils y meurent en s'alongeant plus ou moins ; les eaux de Bagnères m'ont paru les durcir un peu plus que les autres. 11.º Les viandes se pourrissent dans toutes nos eaux, presque comme dans l'eau ordinaire.

CHALEUR DES BAINS.

Tous les bains de nos eaux peuvent passer pour chauds ; la chaleur des sources de Bagnères, qui sont au nombre de 31 ou 32, monte, suivant le thermoscope de Farenheit, depuis environ le 82ᵉ jusqu'au 124ᵉ degré ; la chaleur des huit sources de Barèges monte depuis le 86ᵉ degré jusqu'au 115ᵉ ; celle des sept ou huit fontaines de Cauterets, depuis le 102ᵉ degré jusqu'au 120ᵉ ; celle des trois sources aux eaux Bonnes, depuis le 90ᵉ jusqu'au 102ᵉ degré : enfin,

la chaleur des trois sources des eaux Chaudes,
est depuis le 92ᵉ jusqu'au 114ᵉ degré. Tout cela
est pourtant sujet à varier un peu. L'on croit
généralement que l'eau de tous ces bains relâche
les solides de notre corps, et qu'elle se mêle à
nos humeurs; mais il est besoin encore de beaucoup d'expériences et d'observations, pour connaître leurs vertus et leur manière d'agir.

Une personne plongée dans les bains de Barèges
pendant environ une heure, ne change presque
pas, quant à son poids, et assez souvent elle pèse
moins après le bain, qu'avant. Il s'agit de savoir si ces faits sont vrais par rapport aux sujets
de tout âge, de tout sexe et de tout tempérament,
sains et malades, par rapport à toute heure du
jour, avant et après le repas, et par rapport
aux eaux de Bagnères et à toutes les autres.
Ainsi, 1.º un corps plongé dans l'eau de nos bains,
n'en reçoit ni ne lui communique rien ordinairement; d'ailleurs, on ne peut pas soutenir que
le corps absorbe précisément toute l'eau qui se
dépense dans le bain; 2.º lorsqu'on est plus pe-
sant après le bain, cela ne peut s'attribuer sans
doute qu'à l'absorbation qui s'est faite des parties aqueuses par les pores du corps; 3.º quand
le corps se trouve plus léger après le bain, il
doit avoir perdu quelque chose, et n'avoir rien
reçu. Par conséquent, l'opinion suivant laquelle
on assure que l'eau du bain pénètre toujours
les pores de la peau, et produit des changemens

dans les organes et dans les humeurs, doit être mise dans le rang des opinions hasardées, et qui ont besoin d'un examen ultérieur.

Les bains agissent d'une manière particulière sur l'estomac et les intestins; souvent ils les irritent, ainsi que les douches, au point de causer la défaillance : leur effet, assez ordinaire, c'est de procurer de l'appétit, et d'aider la digestion; mais ils la troublent quand on en use pendant qu'elle se fait. 2.ᶜ J'ai vu les bains causer des crachemens de sang, et hâter la mort de certains pulmoniques; je les ai vus exciter les règles à contre-temps, et des hémorrhagies de la matrice, des fleurs blanches excessives, et même l'hydropisie ; ils poussent fort souvent par les urines.

Quelque chaud que soit le bain, nombre de personnes y sont saisies, au bout d'un certain temps d'un frisson auquel succèdent souvent la chaleur de la sueur. Les bains agissent donc sur les organes intérieurs, par l'irritation et la compression qu'ils leur causent; ils y déterminent le flux des mouvemens, lesquels se reportent ensuite vers la circonférence du corps; ils produisent ainsi la fièvre, et souvent une fièvre très-vive, qui finit par la sueur. Le bain fait par rapport au corps ce que ferait une ligature ou un emplâtre qui le couvrirait entièrement; il presse et irrite la peau, et occasionne dans le système vasculaire un redoublement d'action d'où dérivent ses effets. A l'égard du bain d'une partie, des douches et des frictions, souvent ils en-

flamment la peau, comme la piqûre des orties,
par l'irritation vive qu'ils y causent, et les humeurs qu'ils y attirent.

Il n'y a donc, quant à présent, touchant
l'usage de nos eaux et de nos bains, d'autre
guide certain que l'expérience. Les eaux prises
en boisson sont un bain intérieur qu'il faut augmenter, diminuer ou suspendre, selon le génie
et la marche de la maladie, et sa propension
à la crise : on les boit ordinairement le matin,
depuis une livre jusqu'à quatre. 2.º Il n'y a que
les personnes expérimentées qui sachent par
quelles eaux il faut commencer, si c'est par celles
de Bagnères, qui sont plus irritantes, ou si l'on
doit d'abord susciter la fièvre par les eaux sul-
fureuses, et en régler ensuite et soutenir l'effort
par celles de Bagnères. 3.º L'expérience nous a
appris que nos eaux, bues au repas, n'entraînent
aucun inconvénient. 4.º J'ai reconnu aussi qu'on
pouvait les boire froides; mais j'ai douté si,
quand on les faisait chauffer, il fallait leur don-
ner précisément le même degré de chaleur qu'elles ont à la source. 5.º M. Meighan est le premier qui ait mêlé le lait avec les eaux de Barèges : je l'ai depuis coupé avec les autres eaux,
horsmi les sources fortes de Bagnères. 6.º J'ai
fait quelquefois préparer du petit-lait avec ces
dernières; pendant l'ébulition, la partie grasse
du lait se coagulait, et le sérum restait uni aux
eaux; j'ai pensé que cette boisson, qui n'a rien
de désagréable au goût, pourrait être fort utile

dans bien de maladies, même aigues. 7.º Ceux qui prennent les eaux sont ordinairement amis de l'exercice ; mais il est prouvé qu'on peut parfaitement digérer les eaux en gardant le repos.

Il n'est pas facile de dire jusqu'à quel point l'air, les saisons, les affections de l'âme, peuvent contribuer à rendre nos eaux salutaires. Mais les préjugés supertitieux de nos anciens, touchant le choix de certaines saisons de l'année, et la nécessité de faire précéder la saignée et la purgation, et bien d'autres prétentions de cette espèce enfantées par l'ignorance, commencent à s'évanouir, et il y a tout lieu de s'attendre à voir régner des connaissances plus certaines sur nombre d'objets qui sont encore à éclaircir.

Il n'en est pas moins certain qu'on peut avancer, en thèse générale, que les eaux des Pyrénées sont d'un grand secours dans les maladies lentes et longues, et qu'elles opèrent quelquefois des guérisons inattendues, et qui étonnent les connaisseurs.

Tachons d'éclaircir et de confirmer notre théorie par l'expérience, afin d'élever, s'il se peut, un édifice solide, que le laps du temps, ou le faux éclat des hypothèses ne puisse détruire ni pervertir. Voici le résultat des observations que l'attention la plus soutenue a permis de faire sur les diverses maladies qui ont été traitées à nos Eaux Minérales. Chaque malade peut espérer, à quelque différence près, de trouver dans ce Journal, sa propre histoire.

OBSERVATIONS

SUR

LES MALADIES TRAITÉES AUX EAUX MINÉRALES.

PREMIÈRE PARTIE.

SOMMAIRE. — *Les maladies ou fièvres passagères de la région épigastrique. Celles de la masse des intestins, du foie, de la rate; affections hémorroïdales; coliques et affections de matrice. — Les pâles couleurs; les accidens hypocondriaques; leurs changemens en maladie aiguë et fièvreuse lors de leurs terminaisons. — La colique de Poitou ou des potiers, espèce de fièvre abdominale. — Le hoquet; les irritations de la poitrine dépendantes des entrailles; les palpitations de cœur. — La toux de même espèce; l'asthme non confirmé, et d'autres incommodités et fièvres pectorales. — Effets des entrailles sur le gosier; l'organe de la voix; les gencives; la migraine et autres douleurs de tête; les maladies sympathiques des extrémités; les douleurs; les rhumatismes; leurs crises; leurs efforts fièvreux. — Les efforts ou spasmes nerveux; les flatuosités; les maladies plus ou moins fixes, radicalement dues à cette action et réaction de l'intérieur et de l'extérieur. — Accidens, incommodités, maladies sympathiques.*

Observation première. Un jeune homme qui se portait à merveille, tomba de sa hauteur sur la partie inférieure du sternum, et se meurtrit les parois de l'épigastre; tous les secours qu'on lui donna furent inutiles; il y avait trois mois mois entiers que le vomissement, la fièvre, et une douleur considérable de la partie contuse persistaient, avec un dégoût absolu pour les alimens. Les eaux chaudes de Barèges, qui furent données en boisson, procurèrent le calme à l'estomac, et, dès le troisième jour, l'appétit et la digestion allèrent assez bien. Cependant les accidens ayant reparu le dixième ou douzième jour, avec plus de force, on suspendit l'usage des eaux, qui fut repris au bout de quelque temps; on y joignit celui des bains tempérés, et le malade fut parfaitement bien rétabli dans l'espace de trente jours.

Obs. II. Une femme du peuple fut attaquée, après ses couches, d'une faiblesse d'estomac et d'un vomissement avec fièvre et perte d'appétit. Les eaux Bonnes ayant procuré une augmentation sensible de fièvre, dès la première semaine, elles tirèrent la malade d'affaire en très-peu de temps, c'est-à-dire, dans dix ou douze jours.

Obs. III. Un particulier ressentait continuellement, près de la région de l'estomac, un poids, une stupeur et une douleur qui le rendaient fort inquiet sur son état, se figurant toujours avoir ce viscère en suppuration; sa respiration était jour et nuit laborieuse, et elle le devenait surtout quand les autres symptômes s'augmentaient. Il fut guéri dans l'espace d'environ vingt jours, par l'usage des eaux Chaudes en boisson et en bain, qui rendirent la flexibilité à sa peau, auparavant rude et aride.

Obs. IV. Une jeune femme, d'un tempérament assez robuste, et en proie aux affections de l'âme, tomba, trois années après ses couches, dans une sorte d'engourdissement, et dans une faiblesse d'estomac, provenans de ses couches, qui la mirent dans l'impuissance d'agir et la dégoûtèrent du soin de ses affaires domestiques. Quand elle avait mangé, tous ses maux se réveillaient ; les douleurs de l'estomac étaient véhémentes, et elle restait immobile et roide, comme si elle eût été frappée de quelque accident funeste ; mais à peine l'avait-on étendue sur son lit, qu'elle recouvrait ses esprits. De plus, elle avait les fleurs blanches qui coulaient toujours, et ses règles étaient arrêtées. On avait tenté inutilement toutes sortes de moyens ; les eaux chaudes de Barèges en boisson produisirent un effet salutaire, qui fut marqué dès le quatrième jour : on y joignit les bains tempérés ; les règles coulèrent en abondance ; et vers le vingtième jour la malade recouvra sa brillante santé et toutes les grâces de son esprit ; bientôt elle devint grosse.

Obs. V. Un homme sec et vorace, qui s'était livré aux plaisirs de la table et de Vénus, éprouvait, pendant le travail de la digestion, une douleur plus aiguë dans certains temps que dans d'autres. Après beaucoup de remèdes employés en vain, les eaux chaudes de Barèges, bues le matin, produisirent une augmentation de la maladie qui dura dix jours, et elles excitèrent une fièvre assez forte. Le malade ayant ensuite fait usage de ces eaux en boisson, à ses repas, et pris des bains tempérés, il fut parfaitement guéri vers le trentième jour. Quand, pendant le traitement, il manquait de boire les eaux au dîner ou au souper, la douleur sévissait presque avec sa violence ordinaire, et elle ne disparut entièrement qu'après le recouvrement parfait des forces de l'estomac.

Obs. VI. Un Espagnol éprouvait des digestions très-laborieuses, accompagnées de nausées, souvent même du hoquet et de douleurs très-aigues dans les parois de l'épigastre. Il fut guéri en buvant les eaux chaudes de Barèges, qui procurèrent d'abord des redoublemens de douleurs. Ces eaux guérirent aussi, dans le même temps, un homme bilieux, d'une douleur d'estomac et de rapports aigres, auxquels il était fort sujet; vers le septième jour son estomac fit à merveille ses fonctions, et sans la moindre peine.

Obs. VII. Une femme sèche et hystérique fut, après une dyssenterie, attaquée de la lienterie; elle vomissait aussi quelquefois les alimens qu'elle avait pris l'avant-veille. Les eaux chaudes de Barèges, dont elle usa, lui causèrent des convulsions de tout le corps, l'insomnie, le hoquet, et des rougeurs érysipélateuses sur la peau; mais le traitement continuant toujours d'être le même, la malade fut délivrée de tous les accidens au bout d'environ quarante jours, et l'usage du lait acheva de la rétablir.

Obs. VIII. Un homme de la meilleure constitution possible, gourmand, et rempli d'embonpoint, était travaillé depuis six mois d'une diarrhée, de laquelle il fut très-bien guéri, c'est-à-dire dans l'espace de vingt jours ou environ, par les eaux de Cauterets, de la source de la Ralière, en boisson. Ces eaux guérirent aussi plusieurs personnes du vomissement, dans lequel elles sont fort efficaces.

Obs. IX. Un homme gros et charnu, grand mangeur, était sujet à des dérangemens d'entrailles, à une sorte de diarrhée périodique, avec difficulté de respirer, et changement dans les urines; il but les eaux de Bagnères, de la fontaine de Lane, qui lui firent rendre, dès les premiers jours, une quantité prodigieuse de matières par les selles, et le mirent, vers le vingtième jour, en état de reprendre son ancien train de vie.

Obs. X. Un gentilhomme, d'un tempérament bilieux et fort chaud, qui mangeait beaucoup, éprouvait fréquemment des attaques de coliques, que des évacuations abondantes du ventre terminaient. Depuis trois ans qu'il fait usage des eaux de Bagnères, des sources Salut et Dupré, en boisson et en bain, il se porte bien, hormis qu'il est fort maigre.

Obs. XI. Un homme sec et bilieux éprouvait tous les jours, pendant la digestion, une colique qui se terminait par une diarrhée des alimens pris la veille. Il fut guéri, ainsi qu'un autre homme qui était atteint de la même maladie, souvent avec vomissement, par les eaux chaudes en boisson. Ces eaux guérirent aussi un homme de lettres sujet à des diarrhées et à des maux de ventre, en lui causant d'abord une vive chaleur dans tout le corps.

Obs. XII. Une jeune fille nubile éprouvait, après avoir mangé, des secouses douloureuses vers l'épigastre et la région lombaire; mais quand elle s'abstenait de toute nourriture, elle ne souffrait point de douleur, et faisait bien d'ailleurs toutes ses fonctions. La boisson des eaux Bonnes la rétablit parfaitement.

Obs. XIII. Un gentilhomme exténué par une diarrhée dont il était travaillé depuis six mois, fut radicalement guéri dans l'espace d'environ quarante jours, par l'usage des eaux Bonnes, en boisson. Pareil usage de celles de Bagnères, de la fontaine Dupré, rétablit un appétit perdu depuis deux ans, et acheva de guérir une débilité d'estomac et deux lienteries.

Obs. XIV. Un homme âgé d'environ trente-huit ans, maigre et sec, sain d'ailleurs, qui vivait honnêtement, fut peu à peu attaqué d'une jaunisse, à laquelle les affections de l'âme, la débauche et le libertinage n'avaient point de part; pour toute incommodité, il n'éprouvait qu'un certain dégoût, dont les progrès se faisaient lentement. Les eaux de Bagnères, de la fontaine Salut, qu'il but le matin, et même assez souvent le reste de la journée, lui rendirent l'appétit au bout d'environ trente jours, en procurant une évacuation de bile par les urines et par les selles, et rétablissant l'ordre dans les mouvemens du foie.

Obs. XV. Un homme mélancolique, robuste était sujet à un flux hémorrhoïdal, dont la suppression lui causa l'ictère noir; il en fut délivré par la boisson des eaux de Bagnères, de la fontaine Lasserre, qui débarrassèrent les intestins d'une grande quantité de matières noires, non sans lui faire éprouver de l'abattement dans les forces, de la douleur et de la fièvre.

Obs. XVI. Un jeune homme qui éprouvait des gonflemens et des mouvemens irréguliers de la rate, devint vert par tout le corps. Les eaux de Cauterets, de la fontaine de la Ralière, lui procurèrent un appétit excessif, lequel donna lieu bientôt à des digestions laborieuses, accompagnées d'une petite fièvre; depuis, ces mouvemens de la rate se calmèrent, et le malade recouvra la couleur de sa peau et ses forces, au bout d'environ vingt jours.

Obs. XVII. Un homme sain du corps, mais tourmenté par les affections de l'esprit, devenait, dans le temps de la digestion, jaune comme de la bile; il était d'ailleurs presque sans forces, assez décharné et sans appétit, ayant conçu un certain dégoût pour les fonctions de la vie. Il fut guéri par les eaux chaudes de Bonnes, en boisson et en bain, lesquelles réveillèrent l'action de l'estomac et du foie, et celle du pouls, qui se faisait à peine sentir pendant la maladie.

Obs. XVIII. Un ictère qui avait résisté à tous les traitemens ordinaires, et à l'usage de plusieurs eaux minérales, fut guéri par les eaux de Barèges.

Obs. XIX. Un homme de quarante ans, d'un tempérament fort sec, et fort chaud, et sujet à un tressaillement continuel du genre nerveux, fut atteint d'hémorrhoïdes qui pourtant ne fluaient que rarement; il était sans cesse tourmenté d'un mal de tête violent, et souffrait de presque tout le corps, comme s'il eût été battu de verges ou d'un bâton; ses digestions se faisaient mal; il dormait peu et jasait sans fin. Divers remèdes qu'il avait pris, surtout certains qu'on lui avait donnés à Montpellier, dans la vue de lui procurer quelque soulagement, l'avaient jeté dans un abattement extrême, et les symptômes allaient de mal en pis. Il fut parfaitement guéri, non la première année, mais la suivante, par l'usage des eaux tièdes de Barèges, en boisson et en bain, qui lui causèrent une grande agitation dans tout le corps, des sueurs, et un flux d'urine abondant.

Obs. XX. Un homme bilieux, qui était travaillé de coliques violentes et de maux de tête et de reins, insuportables, fut guéri par les eaux de Bagnères, des fontaines Salut et Dupré,

3

dont il usa en boisson et en bain; mais il fut sujet depuis à des hémorrhoïdes qui fluaient de temps en temps.

Obs. XXI. Une femme quadragénaire devint enflée de tout le corps à la suite d'une suppression des règles, et elle perdit entièrement l'appétit. Les eaux de Cauterets, de la fontaine de la Ralière, qu'elle prit en boisson, lui rendirent la santé, en lui procurant un flux hémorrhoïdal qui en fut le présage.

Obs. XXII. Un homme d'une riche complexion, âgé de cinquante ans, et sujet au flux hémorrhoïdal, trouve une ressource prompte dans l'usage des eaux Chaudes, chaque fois que son flux vient à se supprimer, en conséquence des alimens dont il se gorge. Cette alternative durera jusqu'à ce que les excès de la bouche rendent le désordre incurable pour une bonne fois.

Obs. XXIII. Les eaux de Bagnères, de la source Lasserre, en boisson et en bain, rétablirent, dans un jeune homme fort sanguin, les hémorrhoïdes qui avaient disparu depuis deux ans. Celles de la fontaine Salut guérirent aussi un homme de lettres d'une grande chaleur d'entrailles.

Obs. XXIV. Un gentilhomme exténué par une vie débauchée, fut attaqué d'abord d'un dégoût absolu pour les alimens, et ensuite d'hémorrhoïdes borgnes ou sèches fort douloureuses. La fièvre

s'étant ensuite déclarée, et le malade étant regardé comme sans ressource, attendu l'inefficacité
des remèdes qu'il avait pris, il fut guéri par les
eaux chaudes de Barèges, mêlées avec le lait. La
boisson des eaux Bonnes guérit aussi, en quinze
jours, l'épouse de Bernard II, comte de Bigorre,
d'un incube né d'hémorrhoïdes supprimées. Or,
qu'est l'incube, sinon un conflit entre le diaphragme et les viscères de l'abdomen ?

Obs. XXV. Un homme de trente-six ans, mélancolique, était affligé d'un flux hémorrhoïdal
fort abondant, et d'une lianterie qui l'avait
rendu si maigre et si faible, qu'il avait désespéré de la vie et ne voulait pas même qu'on lui
en rappelât le souvenir : les eaux chaudes de
Barèges, bues seulement au repas, et les bains
tempérés qu'il prit ensuite, le guérirent dans
l'espace de trente jours. Je guéris également un
mélancolique hémorrhoïdaire, et qui vomissait
le sang, par la boisson des eaux Bonnes et par
des saignées.

Obs. XXVI. Une jeune fille, âgée de quinze
ans, en qui les règles n'avaient pas encore paru,
était depuis trois mois atteinte d'une faiblesse
et d'un dégoût extrêmes qui avaient déjà beaucoup terni l'éclat de son teint, et qui la mai-
grissaient à vue d'œil ; la boisson des eaux Chaudes détermina, vers le huitième jour, l'écoulement des règles, qui fut peu après suivi du
recouvrement entier de sa santé.

Obs. XXVII. Une fille de l'âge de vingt-six ans, qui n'avait aucune incommodité, se plaisait à courir inconsidérément, dès le point du jour, au travers des prés, à la rosée, pour se rafraîchir; elle perdit ses règles, et fut attaquée dès-lors de faiblesse et de perte d'appétit, de maux d'estomac et d'un malaise général. Les remèdes d'usage ordinaire ayant été employés inutilement, la malade eut recours aux eaux de Bagnères, qu'elle prit en boisson, et ensuite aux bains tempérés de la fontaine Lasserre, qui ramenèrent les règles le vingtième jour, avec la santé.

Obs. XXVIII. Une femme maigre, saine d'ailleurs, fut guérie d'une hémorrhagie de la matrice par les eaux chaudes de Barèges, coupées avec du lait; car, lorsqu'elle les buvait pures, elles lui causaient une chaleur et une fièvre trop fortes.

Obs. XXIX. Une autre personne, moins robuste que la précédente, et attaquée de la même maladie, fut réduite à une telle extrémité par l'usage des eaux de Bagnères, qu'on avait désespéré de sa vie lorsqu'on la transporta à Cauterets. Les eaux de la fontaine de la Ralière, en boisson, ayant beaucoup diminué l'hémorrhagie, dès le commencement du troisième jour, et augmenté les forces de la malade, elle recouvra entièrement sa santé dans l'espace d'environ vingt jours.

Obs. XXX. Une femme robuste eut, après sa

quatrième couche, une perte qui s'augmentait
de temps en temps; sa matrice se gonflait et
était dure, mais non squirrheuse. Les eaux Bonnes,
en boisson et en bain, dissipèrent la maladie.
C'est ainsi, comme on le rapporte, que fut guérie
autrefois l'épouse de Roger V, comte de Foix.
Nos eaux ont donc le double avantage de pous-
ser les mois et d'en modérer le flux excessif.

Obs. XXXI. J'ai vu beaucoup de malheureux
hypocondriaques qui s'ennuyaient d'une vie qu'ils
passaient dans mille traverses, mille craintes,
s'observant avec la dernière rigueur depuis la tête
jusqu'aux pieds, et sentant des douleurs plus ou
moins aïgues dans tous les membres; quelques-
uns souffraient des douleurs dans le dos, des
vertiges, et rendaient des vents par haut et par
bas; d'autres étaient tremblans de tout leur corps,
et leur figure décharnée avait l'air de celle d'un
cadavre; ils respiraient avec peine, et éprou-
vaient dans leurs intestins une grande agitation,
accompagnée d'un sentiment d'une vive chaleur,
qui changeait à chaque instant de place; leur
ventre se gonflait et s'aplatisssait irrégulière-
ment, et ils se plaignaient d'un poids vers l'épigastre, comme s'ils y avaient eu un morceau de
bois; ils jasaient sans cesse, assaillaient les pas-
sans, et consultaient, comme c'est l'ordinaire,
tous les médecins indistinctement : de ces malades, dis-je, quelques-uns parurent être guéris
par l'usage des eaux Chaudes, en boisson et en

bain, et beaucoup d'autres en furent soulagés. J'ai parfaitement remarqué que ceux à qui ces eaux causaient une grande chaleur dans les entrailles, guérissaient radicalement s'ils persévéraient dans leur usage.

Obs. XXXII. Un homme quadragénaire, chagrin de n'avoir pas réussi dans ses études, dans lesquelles il avait employé beaucoup de travail, devint mélancolique ; la vie et le commerce des hommes lui étaient à charge, et il ne trouvait de tranquillité d'esprit que dans une continuelle et profonde solitude. Il fut guéri par les eaux de Bagnères de la fontaine de Salut.

Obs. XXXIII. Une femme de qualité, âgée de quarante-trois ans, était toujours, après ses couches, travaillée d'envies de vomir, d'aigreurs et d'un picotement dans l'estomac pareil à celui qu'auraient causé des épines ; elle fut radicalement guérie par les eaux de Bagnères, de la source Dupré.

Obs. XXXIV. Les eaux Bonnes, en boisson, guérirent une fille de vingt-cinq ans qui, quand elle avait l'estomac vide, éprouvait un serrement vers la fossette du cœur, avec de fréquens baillemens et une grande agitation dans les intestins, accompagnée de borborygmes fort incommodes, et qui étaient aisément entendus des assistans.

Obs. XXXV. Un homme bilieux, fort appliqué à l'étude, et sujet à de fréquentes et cruelles convulsions d'entrailles, but les eaux chaudes de Barèges, qui excitèrent une fièvre qui dura depuis le troisième jusqu'au septième jour : ayant enfin, après bien des souffrances des intestins, rendu des matières albumineuses ou gélatineuses par haut et par bas, il parut être guéri après ces déjections.

Obs. XXXVI. De deux femmes, l'une qui était d'un esprit vif et pénétrant, souffrait des convulsions cruelles dans le bas-ventre, avec des trémoussemens de tout le corps qui duraient des semaines entières, et qui la reprenaient ensuite avec plus ou moins de violence, des vomissemens, et une oppression de poitrine suffocative : l'autre, d'un tempérament plus délicat, était atteinte à peu près des mêmes symptômes : toutes deux étaient assez bien réglées, et avaient épuisé les ressources de l'art; elles avaient fait usage d'adoucissans, d'apozèmes, et du lait à grandes doses, et enfin des eaux de Cauterets. Ayant été appelé, je jugeai à propos de leur faire quitter le lait et de leur faire boire les eaux en plus grande quantité; ce qui procura une chaleur beaucoup plus forte, et une fièvre que terminaient des sueurs copieuses. Les bains tièdes qui furent ensuite mis en usage, rappelèrent leur appétit, qu'elles avaient perdu presque tout-à-fait auparavant, et leurs forces et leur gaîté : la première fut trois mois sans éprouver la moindre convulsion, et la dernière se porta encore mieux.

Obs. XXXVII. Les pâles couleurs de toute espèce, soit qu'elles attaquent les femmes mariées
ou les filles, soit qu'elles se rencontrent avec le
flux des règles ou pendant leur suppression, ou
avec un flux menstruel excessif, rouge ou blanc,
soit qu'elles soient compliquées avec mille autres
accidens parmi lesquels la dépravation de l'estomac et des intestins tient le premier rang (car,
remarque Baillou, dans les pâles couleurs,
l'estomac paraît relâché et avoir entièrement
perdu ses forces); ces affections, dis-je, sont
tous les jours guéries par nos eaux, et l'on peut
sur cela y recueillir de nombreuses observations.

Obs. XXXVIII. Un homme d'un tempérament
bilieux, qui était attaqué depuis deux ans d'un
hoquet si violent qu'il ne pouvait fort souvent
ni parler ni respirer, fut guéri par un long usage
des eaux de Bagnères, de la fontaine Dupré, en
boisson.

Obs. XXXIX. La boisson des Eaux-Chaudes
guérit radicalement une fille des pâles couleurs
et du hoquet, en rétablissant ses règles.

Obs. XL. Les eaux Bonnes guérirent une jeune
fille qui éprouvait des tremblemens du diaphragme
et des secousses violentes de toute la région épigastrique, avec une rétraction des fausses côtes
en dedans, et une difficulté de respirer quand
elle marchait.

Obs. XLI. Parmi les maladies de l'observation
xxxvii, qui sont fort souvent accompagnées de

convulsions de l'épigastre, et de difficulté de respirer, une surtout, qui affligeait une jeune fille mérite d'être rapportée; elle avait tant de peine à respirer, qu'elle ne pouvait faire aucun pas sans craindre d'être suffoquée; et quand elle s'efforçait de monter, elle pâlissait, suait, et tombait de faiblesse, tellement qu'on l'eût prise, dans cet état, pour morte; elle fut guérie par les Eaux-Chaudes, en boisson.

Obs. XLII. Une fille âgée de vingt-huit ans fut guérie d'une palpitation de cœur habituelle par les eaux de Bagnères, de la fontaine Lasserre, en boisson et en bain. Parmi les malades de l'observation xxxi et xxxii dont plusieurs étaient affligés de palpitations de cœur, une fille surtout qui n'était pas réglée, éprouvait des secousses si violentes de ce viscère, que tout son corps en était ébranlé, et qu'on eût dit, pour nous servir des expressions de Baillou, que son cœur extravaguait; ce qui arrive souvent dans les pâles couleurs, ajoute le même auteur; elle fut guérie par la boisson des Eaux-Chaudes, qui donna lieu à l'écoulement des règles.

Obs. XLIII. Une femmelette d'un tempérament flegmatique, fut guérie d'une chaleur de poitrine insupportable, par les eaux de Bagnères, de la fontaine Dupré, qui lui procurèrent d'abondantes excrétions du ventre. Plusieurs de ceux dont il est parlé dans les observations xxxi et xxxvii, qui éprouvaient de pareilles ardeurs de poitrine, des difficultés de respirer et des asthmes légers, furent également guéris par nos eaux soufrées, qui peuvent être regardées comme une ressource assurée et presque unique dans ces maladies.

Obs. XLIV. Un sujet d'un tempérament bilieux, sec et ardent, qui souffrait une douleur et un serrement de poitrine continuels, fut parfaitement guéri en buvant abondamment des eaux de Cauterets, de la fontaine de la Ralière, qui excitèrent vivement l'action de l'estomac, et procurèrent un grand appétit au malade, appétit qui était auparavant fort languissant.

Obs. XLV. Les eaux Bonnes sont, pour ainsi dire, spécifiques dans les affections catharrales vulgairement connues sous le nom de *rhumes* : leur manière d'agir est d'exciter une petite fièvre qui mûrit promptement la maladie et amène l'expectoration.

Obs. XLVI. Un homme et une femme furent guéris d'un catharre chaud qui les fatiguait depuis plusieurs années, par une longue boisson des eaux de Bagnères, de la fontaine du Prieur. Se ferait-il des amas de pituite dans la poitrine?

Obs. XLVII. Une femme était attaquée, depuis sa dernière couche, d'une toux, avec une forte oppression de poitrine, et une grande cuison à la gorge, et de plus, son estomac faisait difficilement ses fonctions; l'usage du lait l'ayant fait enfler par tout le corps, et rendue sujette à des sueurs nocturnes, elle but (c'était alors le troisième temps de la maladie) les eaux Bonnes, qui procurèrent une expectoration abondante, et dissipèrent tous les symptômes dans l'espace de quinze jours.

Obs. XLVIII. La renommée porte que Fagon, premier médecin du roi, guérit radicalement un asthme par les eaux de Barèges, qu'il fit prendre d'abord en boisson. Ce fait a été depuis consigné dans l'histoire. Quant à moi, voici ce que j'ai vu : 1.º quatre asthmatiques, deux vieux et deux jeunes, à qui les eaux de Barèges, en boisson, procurèrent une expectoration abondante et du soulagement; 2.º deux autres asthmatiques, que les eaux de Barèges incommodèrent d'abord, et en qui elles ne produisirent depuis aucun effet sensible; 3.º un vieillard, sujet autrefois à un flux hémorrhoïdal, et à un asthme avec une grande oppression, lequel fut beaucoup soulagé par une abondante expectoration, excitée par les mêmes eaux; 4.º un gentilhomme bilieux, lequel était atteint depuis douze ans, pendant l'été, d'un asthme qui disparaissait aux approches de l'automne; la boisson [des eaux chaudes de Barèges, sans lui causer ni excrétion, ni commotion sensible dans la poitrine, le préserva cette année de son attaque; 5.º une jeune fille affligée de violentes convulsions de la poitrine, du diaphragme et du cœur, laquelle se trouvait bien de l'usage des eaux de Cauterets, où elle avait été envoyée de celles de Barèges, dont la boisson avait fait craindre la suffocation de matrice.

Obs. XLIX. Une dame de qualité devint rauque après ses couches, et elle ressentait une telle oppression de poitrine, que le mouvement seul de la promenade la suffoquait; ses règles avaient aussi manqué de paraître dans le temps. N'ayant retiré aucun soulagement des remèdes ordinaires, elle but les eaux Bonnes, qui dégagèrent la poitrine, et rétablirent l'écoulement menstruel.

Obs. L. Une forte toux périodique, accompagnée d'une difficulté de respirer, et souvent d'un vomissement de matière pituiteuse, fut guérie radicalement par la boisson des eaux de Cauterets, de la fontaine de la Ralière.

Obs. LI. Une jeune fille qui avait, depuis un mois entier, tout-à-fait perdu l'usage de la voix et de la parole, à la suite d'une fièvre putride, était languissante et fort triste. Elle faisait assez bien ses autres fonctions, mais elle n'était occupée jour et nuit que du recouvrement de sa voix, ainsi qu'elle le faisait entendre par des signes bouffons. On ne voyait dans la cavité de sa bouche, ni dans sa gorge, rien qui dénotât la maladie. Vers le septième ou huitième jour de l'usage des eaux de Bagnères, de la fontaine la Reine, en boisson, et de celles de Salies, en gargarisme, la malade prononçait distinctement quelques mots par hasard, parmi le grand nombre qu'elle essayait de dire à voix basse. Enfin,

ayant parfaitement recouvré la parole, en continuant le même traitement, elle se dédommagea
abondamment du silence qu'elle avait été obligée
de garder. Une autre malade fut également guérie en buvant les eaux de Bagnères, de la fontaine Dupré.

Obs. LII. Une femme desséchée par le marasme, et dont la voix était presque éteinte, fut
guérie par les eaux et les bains tempérés de Barèges. C'est ainsi que les malades des observations
trente-unième et trente-septième, dont plusieurs
étaient attaqués d'aphonie, d'enrouement, mais
surtout de serrement et de tumeurs dans la gorge,
étaient tous guéris par nos eaux, dès qu'elles
avaient emporté la maladie principale.

Obs. LIII. Un jeune homme d'un tempérament bilieux, qui avait une horrible puanteur
de bouche, fut guéri, ainsi qu'un autre qui
avait une amertume de bouche habituelle, par
la boisson des eaux de Bagnères de la source
Dupré.

Obs. LIV. Une jeune fille, dont les gencives
étaient fort gonflées, et qui salivait beaucoup,
fut guérie par la boisson des eaux de Bagnères
de la fontaine Dupré. Ces eaux remédient aux
douleurs des dents, et en préviennent les retours,
en ranimant les fonctions de l'estomac, que l'on
sait être bien souvent la cause de ces douleurs
périodiques, sans parler de la matrice qui y a
aussi, sans contredit, sa part, suivant le témoi-

gnage même des femmes, qui disent que dans leur grossesse, ou dans les maux qu'elle entraîne, leurs gencives se gâtent, et leurs dents s'affectent de carie. Comme je traitais un jour un flux de bouche presque séreux avec les topiques ordinaires, vint un vieux routier qui, ayant fait prendre un purgatif, pour abattre, disait-il, les fumées de l'estomac, et prescrit les Eaux-Chaudes en boisson ordinaire, vint à bout, dans quatre jours, de nétoyer la bouche parfaitement. Cette méthode, que j'ai employée depuis, me réussit. Des exemples semblables qui reviennent dans la pratique, peuvent servir beaucoup à ceux qui savent tirer parti des plus petites choses. Ceux, dit Hippocrate, dont le nez flue, sont soulagés par le vomissement et la diarrhée ; par conséquent ces flux de nez, de la bouche et du gosier, tirent ordinairement leur source de l'estomac et des intestins. Vous donc, personnes du beau sexe, pour avoir moins besoin de recourir aux topiques pour les dents, soyez plus réservées sur l'usage et l'apprêt des viandes. Outre que ces remèdes ne guérissent pas les maux que votre estomac énervé produit sur vos gencives, vous courriez risque de vous attirer, par votre indiscrétion, quelque maladie funeste de la part de ce viscère. J'ai vu une femme qui prévoyait les attaques d'un mal de dents auquel elle était sujette, par un sentiment d'aigreur qu'elle éprouvait du côté de l'épine du dos, vis-à-vis de la fossette du cœur, à l'endroit où se termine l'œsophage. Il y a aussi des affections des gencives qui désignent le côté affecté d'un viscère.

Obs. LV. Un ecclésiastique âgé de trente-trois ans, sec et bilieux, fut atteint d'une cruelle migraine, dont les accès, assez rares d'abord, devinrent ensuite journaliers, et le prenaient régulièrement tous les soirs. Après mille remèdes tentés inutilement, les Eaux-Chaudes, employées en boisson et en bain pendant trente jours, l'ont garanti depuis un an de tous les assauts de cette maladie rebelle.

Obs. LVI. Une femme, quoique bien réglée, devint sujette à une migraine dont les retours étaient constamment précédés d'une constipation du ventre absolue. Les eaux de Bagnères, de la fontaine Salut, bues pendant le jour, et celles de la fontaine la Reine, le matin, ouvrirent le ventre, et firent disparaître la migraine.

Obs. LVII. Les règles s'étant supprimées dans une fille, elle fut attaquée de la fièvre et d'une cruelle douleur de tête au côté droit : les remèdes ordinaires semblèrent d'abord lui faire quelque bien; mais bientôt la douleur se réveilla avec plus de violence. L'usage des eaux de Cauterets, en boisson et en bain, ne tarda pas à procurer un bon appétit, une transpiration abondante, et le rétablissement des règles; de manière que la malade disait qu'on lui rendait sa tête, et qu'elle même était rendue à la santé.

Obs. LVIII. Une femme de trente-cinq ans, assez bien réglée, était depuis long-temps en proie à une migraine ; malgré les remèdes qu'elle prenait, ou peut-être pour raison de leur mauvaise administration, la douleur s'empara de toute sa tête ; cette douleur était périodique ; elle fut parfaitement guérie par les bains tempérés de Barèges, et ses eaux chaudes en boisson, qui, vers le quinzième jour, procurèrent des déjections critiques purulentes par les narines.

Obs. LIX. Un hypocondriaque et une jeune fille, tous deux attaqués du vertige, burent les Eaux-Chaudes, qui par leur effet énergique, leur ôtèrent d'abord le sommeil, mais leur rendirent la santé, en dissipant la paresse de leur ventre.

Obs. LX. Les Eaux-Chaudes et les autres, prises en boisson et en injection, guérissent souvent certaines duretés d'oreilles et certaines espèces de surdités. Suivant la tradition, on regardait anciennement les eaux de Bagnères, de la fontaine Saint-Roch, comme spécifiques dans ces affections. J'ai vu une fille tout-à-fait sourde depuis deux ans, être guérie par les eaux de Barèges, le retour des règles rendit cette guérison radicale, en achevant la crise de la maladie.

Obs. LXI. Une femme mal réglée était attaquée d'une ophtalmie et d'une fièvre irrégulière, avec des manx d'estomac presque continuels : les vésicatoires, les sudorifiques, les adoucissans, le laitage, les mercuriaux et les anti-scorbutiques, n'ayant produit aucun soulagement, la boisson et les bains des eaux de Cauterets, de la fontaine la Railière, emportèrent dans dix-huit ou vingt jours la fièvre et l'ophtalmie, et rappelèrent l'appétit, que la malade avait entièrement perdu.

Obs. LXII. Un homme âgé de trente-quatre ans, d'un tempérament fort chaud et fort sec, fut guéri d'une vive chaleur d'entrailles et d'une rougeur aux yeux par les eaux de Bagnères, de la fontaine Salut.

Obs. LXIII. Un mélancolique éprouvait, pendant le travail de la digestion, de vives secousses dans les entrailles, les jambes, les pieds et les mains ; celles-ci étaient aussi fort souvent enflées et douloureuses. Dans toutes les parties musculaires de son corps que je palpais, j'y sentais un trémoussement pareil à celui d'un animal qui vient d'être assommé. Les remèdes de toute espèce n'ayant produit aucun effet, le malade eut recours aux bains tempérés et à la boisson des eaux de Barèges, et il parut en peu de temps être guéri.

Obs. LXIV. Un jeune homme sec et bilieux fut atteint, à la suite d'un grand effort, d'une douleur à la fesse gauche, qui, dans le temps du travail de la digestion, s'étendait jusqu'à l'estomac, et occasionnait souvent le vomissement. La boisson des eaux chaudes de Barèges, ses bains tempérés et ses douches tièdes augmentèrent d'abord la douleur, et il s'en éleva une nouvelle dans l'oreille du même côté; la suppuration s'étant depuis établie dans cet organe, et un flux hémorroïdal étant survenu, le malade parut être guéri.

Obs. LXV. Un homme affligé d'une douleur d'estomac ou du fer chaud, et d'un rhumatisme au bras qui s'augmentait dans les changemens du temps, fut guéri par les eaux chaudes et par les bains tempérés de Barèges.

Obs. LXVI. Une femme qui, depuis un mois, époque de ses couches, était sujette à des sueurs copieuses et à une fièvre lente, ayant eu l'imprudence de se baigner les jambes dans de l'eau froide, elle fut bientôt attaquée par tout le corps, mais surtout à la région lombaire, d'un rhumatisme violent, avec fièvre et une espèce de suffocation. Les eaux de Cauterets, de la fontaine la Ralière, en boisson et en bain, rétablirent son appétit, ses règles et sa santé, dans l'espace de quinze jours.

Obs. LXVII. Un paysan attaqué depuis deux mois d'un rhumatisme, avec engourdissement du côté droit du corps, fut guéri par les bains de Cauterets, de la source Dubois, qui excitèrent des sueurs copieuses. Des douches, faites avec les eaux de la même source, sur les parties affligées, délivrèrent un autre paysan d'un rhumatisme qui occupait la partie antérieure de la poitrine, et la région épigastrique.

Obs. LXVIII. Une femme quinquagénaire fut, après la suppression de ses règles, atteinte de douleurs très-vives à l'épaule, au coude et au carpe gauches, dont les accès étaient fréquens et se terminaient par une diarrhée bilieuse : les bains de Cauterets, de la fontaine Dubois, et la boisson de celles de la Ralière, lui ayant procuré des sueurs fort copieuses, elle en reprit, la saison suivante, l'usage qui produisit les mêmes effets, et la guérit radicalement.

Obs. LXIX. Un militaire, homme fort robuste, avait gagné dans les campagnes de Bohême une cruelle sciatique, qui le rendait maigre et languissant ; les douleurs étaient presque continuelles et s'étendaient depuis le haut de la fesse gauche jusqu'au genoux du même côté, qui était œdémateux. Il n'avait pas pu être guéri par les remèdes ordinaires. Les eaux de Cauterets, de la fontaine la Ralière, en boisson, et les bains de la fontaine du Petit-Bain lui procurèrent des sueurs abondantes et la guérison.

Obs. LXX. Un homme bilieux, de l'âge de quarante-trois ans, fut guéri d'un rhumatisme au bras, par les eaux de Bagnères de la fontaine du mont Cazaux. Un autre fut délivré d'une sciatique par les bains du roc de Lane ; et un troisième, qui traînait la même maladie depuis plusieurs années, fut guéri par les bains de la fontaine Darqué.

Obs. LXXI. Plus la fièvre de rhumatisme est

aiguë, plus elle demande d'être traitée avec pré-
caution. Un moine, consumé par le marasme à
la suite d'une fièvre putride, fut attaqué, dès
sa convalescence, d'une douleur aux bras et aux
articulations, avec enflure et fièvre lente ; la boisson des eaux de Barèges procura le quatrième
jour une diarrhée qui dura jusqu'au septième ;
les bains, qu'on n'avait pu mettre en usage à
cause de l'extrême faiblesse du malade, que vers
le vingtième jour, calmèrent un peu les douleurs ; mais elles se réveillèrent au printemps suivant. Le traitement précédent ayant été continué
pendant trois ans, ce ne fut qu'au bout de ce
temps que la santé du malade fut bien rétablie
parce que l'ouvrage excrétoire se faisait chez lui
lentement.

Obs. LXXII. Une femme âgée de vingt-huit ans,
d'un tempérament assez délicat, fut attaquée,
après ses couches, d'un rhumatisme qui occupait
la partie antérieure de la poitrine, le derrière du
cou, la tête et les épaules ; ces parties étaient
enflées et érysipélateuses. A ces accidens était
jointe la fièvre, que l'usage des eaux Bonnes,
en boisson, augmenta, et que termina une excrétion abondante de crachats purulens et de mu-
cosité par le nez, dont le malade reçut un très-
grand soulagement.

DEUXIÈME PARTIE.

Obs. LXXIII. Un homme bilieux était affligé d'un violent rhumatisme à la cuisse droite, lequel se termina par une grosse tumeur qui occupait toute la jambe du même côté, et qui était surtout remarquable par un grand nombre de varices qu'on y apercevait : les eaux de Barèges en douches, en bains et en boisson, rétablirent la jambe assez bien, dans l'espace de deux ans; il n'y resta qu'une espèce de grosseur qui ne nuisait en rien.

Obs. LXXIV. Une femme fut attaquée, peu de temps après la suppression de ses règles, d'un rhumatisme à l'aine gauche, lequel se termina par des varices à la cuisse et à la jambe du même côté, qui l'empêchaient entièrement de marcher. Elle fut guérie par les eaux de Barèges, prescrites comme dans le cas précédent.

Obs. LXXV. Un homme bilieux était réduit à un triste état par une affection hémorrhoïdale qui revenait souvent, et qui était accompagnée, autour de l'anus, de tubercules plus ou moins durs : il recouvra son appétit et ses forces, et la partie affectée, son état naturel, par l'usage des bains tempérés de Barèges, des mêmes douches et des mêmes eaux en boisson.

Obs. LXXVI. Dans une femme qui avait eu plusieurs couches, le ventre se couvrit de tumeurs variqueuses, et devint tellement enflé et douloureux, qu'on craignait qu'il n'y eût déjà un commencement d'inflammation. Les bains des eaux et des douches de Barèges firent disparaître les varices et l'enflure du ventre.

Obs. LXXVII. Plusieurs gonflemens variqueux des vaisseaux spermatiques qui venaient d'efforts violens, ou d'un commerce impur, et qui grossissaient considérablement et comme par redoublemens, un entre autres dans un mélancolique, à qui le chagrin avait causé cette maladie, furent guéris par les Eaux-Chaudes.

Obs. LXXVIII. Une femme chargée de graisse, et cachectique, âgée de quarante ans, ayant cessé d'être réglée, son vagin se relâcha et pendait à l'orifice extérieur de la vulve, en manière de boule, sans aucune douleur; elle fut guérie par les eaux de Bagnères, de la fontaine Dupré, en boisson, et par les demi-bains et les douches de la source Saint-Roch, dans l'espace d'environ vingt jours.

Obs. LXXIX. Un vieillard sujet à une strangurie, qui était suivie d'un pissement de sang, et à des varices au fondement, trouvait son soulagement dans les bains tempérés de Barèges, et dans l'usage de ces eaux en boisson, coupées avec le lait.

Obs. LXXX. Parlons maintenant d'autres maladies, qui sont de même nature, mais qui ont un autre siége. Une fille était sujette à un saignement de nez, qui revenait régulièrement chaque mois, précisément avant et après l'apparition de ses règles; elle fut guérie par les eaux de la fontaine Salut, en boisson et en bain. Pareil usage des eaux Bonnes eut à peu près le même succès dans une fille qui crachait le sang.

Obs. LXXXI. Un jeune homme fort charnu, et adonné au libertinage, devint sujet à des douleurs de tête très-vives et à de fréquens saignemens de nez. L'intérieur de cette partie était rempli d'espèces de croûtes polypeuses, pour lesquelles le malade vint aux eaux de Barèges; leur usage procura en partie la chute des croûtes, et diminua les douleurs de tête.

Obs. LXXXII. Un jeune homme bilieux, sujet à un crachement de sang, presque sans fièvre apparente, et une femme atteinte de la même maladie, avec suppression des règles, étaient fort soulagés par la boisson des eaux Bonnes.

Obs. LXXXIII. Les flux aqueux et pituiteux dont nous allons parler maintenant, sont un amas d'eau, de mucus, de sérosité ou de lymphe, qui se forme entre les lames de l'organe cellulaire. Un homme d'une constitution molasse, âgé de quarante-sept ans, dont les jambes et les cuisses étaient enflées, fut guéri par les eaux de Bagnères, de la fontaine de Salut : celles de la source de Lane guérirent aussi un sujet cachectique.

Obs. LXXXIV. Parmi les malades de l'observation xxx, dont plusieurs avaient le visage, les jambes et tout le corps enflé, nous remarquerons une femme qui, après une suppression des règles, fut bientôt atteinte d'un gonflement à la cuisse; elle recouvra sa santé par la boisson des Eaux-Chaudes.

Obs. LXXXV. Un homme d'une complexion assez robuste devint enflé de tout le corps, après des accès de fièvre. Il fut guéri par les eaux de Bagnères, de la source Theas, qui lui procurèrent des sueurs copieuses, et par les eaux de la fontaine la Reine, qui entraînèrent beaucoup de matières par les selles.

Obs. LXXXVI. Au flux pituiteux appartiennent incontestablement certaines tumeurs des articulations. Dans un homme âgé de trente-six ans, et affligé d'une douleur rhumatismale au bras, il se forma à l'articulation du coude une congestion abondante de pituite, qui le délivra de sa douleur en lui ôtant l'usage du bras ; l'articulation était dure et tendue, sans douleur ni bouffissure. Après l'usage de beaucoup de remèdes qui n'avaient fait qu'aigrir le mal, celui des douches de Barèges, précédées des bains tempérés, procura la résolution entière de la tumeur, et rendit au bras son mouvement.

Obs. LXXXVII. Un autre sujet fut atteint de la même maladie, après une douleur de sciatique ; la cuisse et la jambe paraissaient flotter dans l'humeur ; les douches de Barèges firent reprendre à cette humeur son cours ordinaire.

Obs. LXXXVIII. Un homme éprouvait tous les jours un vomissement de matière glutineuse : il fut guéri par les Eaux-Chaudes en boisson. Celles de Bagnères, de la fontaine Dupré, guérirent un crachement abondant, causé par une affection catarrhale ou flux de gorge pituiteux. Une femme qui éprouvait un serrement extraordinaire, avec des douleurs très-vives dans la région de l'estomac, fut guérie par des selles copieuses que procura la boisson des eaux de Barèges. J'ai souvent vu ces eaux produire le même effet ; elles ont surtout la propriété, données en lavement, de débarrasser le ventre des glaires qui s'y amassent. J'ai guéri avec ces mêmes eaux, une diarrhée glutineuse, qui avait

plus de vingt jours de date, et qu'un vomissement pituiteux accompagnait quelquefois. Cette
espèce de vomissement pituitenx n'est pas rare
dans les pâles couleurs; il est quelquefois
très-abondant, et arrive même après le repas; la
matière qui le produit sort de l'œsophage ou de
la gorge; l'estomac n'y a aucune part. Je l'ai
souvent vu céder à l'usage de nos eaux.

Obs. LXXXIX. Les eaux de Bagnères, de la
fontaine Salies, guérirent un flux de bouche
opiniâtre; et celles de la source la Reine un
diabetès. Un homme sujet à des sueurs fréquentes, qui l'affaiblissaient beaucoup, quoique d'ailleurs ses fonctions se fissent bien, fut guéri par
les Eaux-Chaudes en bain et en boisson. Ces
mêmes eaux firent disparaître, dans une fille âgée
de quatorze ans, exténuée et fort faible, des
fleurs blanches et des douleurs dans le dos et
dans l'épigastre, en excitant l'écoulement de ses
règles. Une femme de quarante-quatre ans, fort
affligée par les fleurs blanches, reçut un grand
soulagement des eaux de Cauterets, qui guérirent aussi de la même maladie plusieurs autres
personnes de l'observation xxxviii. Les eaux chaudes de Barèges, en boisson, et les bains et demi-
bains de ses eaux tempérées, guérirent, dans une
femme d'un tempérament fort chaud, des fleurs
blanches qui coulaient depuis six mois sans relâche, avec une suppression entière du flux
menstruel. A ces symptômes se joignaient la

fièvre, la maigreur, la faiblesse, et un grand dérangement dans les fonctions de l'estomac. Dès les premiers jours du traitement, les fleurs blanches furent beaucoup plus abondantes qu'elles ne l'étaient auparavant ; ce qui me donna lieu d'attendre une fièvre critique, laquelle parut effectivement avec une légère sueur. Cette fièvre fut de courte durée, et l'estomac ne tarda pas à recouvrer ses fonctions. Enfin, les règles coulèrent vers le quarantième jour, et la malade se retira bien guérie. Une autre femme qui était sujette à des fleurs blanches depuis deux ans, fut guérie par les eaux de Bagnères de la fontaine Lasserre.

Obs. XC. La vessie est sujette à de fréquens flux pituiteux. Un vieillard affligé d'un strangurie, fruit de la débauche de ses jeunes ans, et dont les accès se terminaient par l'évacuation d'une matière albumineuse, trouvait son soulagement dans la boisson et dans les bains tempérés des eaux de Barèges. Il y a long-temps que les eaux de Bagnères de la fontaine Salut ont été employées avec succès dans la strangurie et la dysurie. Aujourd'hui l'on est assuré par l'expérience, que toutes nos eaux guérissent souvent les diverses affections de la vessie et des parties environnantes, ou que du moins elles les diminuent beaucoup.

Obs. XCI. J'ai vu souvent les bains des Eaux-Chaudes, ceux de Barèges et de Cauterets apaiser sur-le-champ des douleurs cruelles des lombes, des épaules, des dents, etc. ; les bains et les douches dissipent presque toujours ces maux sans retour. J'en ai vu aussi beaucoup céder promptement à l'usage d'une tuile ou d'un sachet, composé de millet, d'avoine, appliqués chaudement sur les parties souffrantes.

Obs. XCII. Occupons-nous actuellement de l'amaigrissement des parties, du marasme, qui est la quatrième espèce de maladie simple. Dans une femme dont l'articulation supérieure de l'humérus s'était luxée, le bras s'amaigrit considérablement, les tendons se desséchèrent et se raccourcirent, et les doigts devinrent crochus : les douches de Barèges, quelques-uns de ses bains tempérés et ses eaux en boisson, rendirent à la partie son mouvement et son premier état. Un homme mélancolique et atteint du marasme à la cuisse, à la suite d'un rhumatisme opiniâtre, fut guéri par les eaux de Barèges, qui furent employées suivant la méthode ordinaire, pendant trois ans. Un fort long usage des mêmes eaux, en douches et en bains, guérit deux femmes, dont l'une avait les extrémités inférieures exténuées et les jambes retirées jusqu'aux fesses; l'autre était attaquée d'un pareil amaigrissement à la jambe droite et d'une tumeur lymphatique au haut de la cuisse. Les eaux Bonnes et les autres ont souvent guéri des marasmes des pieds, des mains et des doigts, provenans, soit de l'espritde-vin dans le traitement des luxations, soit de la piqûre des tendons ou de cause interne, après la destruction de la maladie première.

Obs. XCIII. L'ordre veut que nous parlions maintenant des principaux accidens par lesquels les maladies idiopatiques se terminent. Commençons par les ulcères. Les eaux Bonnes et celles de Barèges ont, de tout temps, été regardées comme spécifiques pour la guérison de ces affections. J'en ai vu de toute espèce, et dans toutes les parties invétérées ou récentes, céder à leur usage. Quand donc les ulcères ne sont pas entretenus par une cause interne indestructible, la manière ordinaire d'y appliquer nos eaux est en lotion, en douche, en bain et en boisson.

Obs. XCIV. Un paysan qui éprouvait un grand dérangement dans les entrailles, en fut délivré par une abondante éruption de varices à la jambe, où il se forma depuis un ulcère qui résistait à tous les remèdes ordinaires ; la jambe grossissait de plus en plus, et était parfois douloureuse : l'usage des eaux Bonnes, tant intérieur qu'extérieur, guérit radicalement l'ulcère dans l'espace de deux étés, et remit la jambe dans son état naturel.

Obs. XCV. Un Espagnol qui avait les jambes fort enflées, et couvertes de vieux ulcères, dont on comptait vingt-quatre à une seule jambe, fut guéri dans soixante jours par les eaux de Barèges, auxquelles il eut recours après avoir fait inutilement usage de beaucoup d'autres remèdes.

Obs. XCVI. Un ouvrier qui avait avalé une
pointe de fer, crut l'avoir rendue par les selles;
mais deux ans après, le bord de l'anus s'enfla et
devint calleux. Par l'usage des eaux Bonnes en
boisson, en injection et en bains, la suppuration
s'établit vers le quatrième jour, ensuite le corps
étranger sortit, et il se fit une bonne cicatrice.
Un particulier fut guéri d'une fistule à l'anus pas
fort compliquée, par les douches et la boisson
des eaux de Barèges.

Obs. XCVII. Il y a des callosités dont nos eaux
procurent la résolution ; mais un grand nombre
résistent à leur action. Une tumeur au cou, dans
un enfant, venue à la suite de la petite-vérole,
fut guérie par les eaux de Barèges. Ces eaux
diminuèrent une autre tumeur à la fesse, que la
suppression des règles avait occasionnée; l'écorce
de la tumeur se résolvait; mais le noyau restait
toujours le même. J'ai fort souvent guéri, avec
ces mêmes eaux employées de diverses manières,
des engorgemens lymphatiques dans les glandes
du cou, les parotides, les glandes des aisselles
et celles des mamelles.

Obs. XCVIII. Nos eaux procurent souvent
l'expulsion des corps étrangers cachés dans le
tissu des chairs : le mécanisme de leur action
est ici le même que dans la résolution et dans
la suppuration. L'observation xcvi démontre
cette propriété dans les eaux Bonnes; et une in-
finité de faits se réunissent pour la constater dans

celles de Barèges. On a vu effectivement à Barèges quantité de balles de plomb et de morceaux
de vêtemens que des militaires, blessés en com-
battant pour leur patrie, y ont laissés, et qui
sont autant de monumens de leur valeur et de
la vertu des eaux. Un de ces braves fut atteint
à la joue par une balle de plomb; la plaie fut
fermée, sans qu'on fît attention au corps étranger. Le malade ayant depuis essuyé des saignemens de nez considérables, vint à Barège pour
y remédier. Les eaux procurèrent d'abord une
grande évacuation de sang par le nez, et ensuite
la sortie de la balle qui s'était vraisemblablement logée dans quelque sinus; et le blessé fut
ainsi parfaitement guéri. Un autre reçut, au côté
droit de la poitrine, une balle qui atteignit seulement les muscles, sans endommager la cavité
de la poitrine, ni les côtes. On voyait deux plaies:
l'une antérieurement et l'autre postérieurement;
l'une et l'autre étaient tout-à-fait cicatrisées lorsqu'il survint des espèces de douleurs rhumatismales dans tout le côté blessé. Les douches et
les bains de Barèges rouvrirent l'une des cicatrices, et en firent sortir la balle : ce qui rendit
la santé au malade. Une jeune fille vint à Barèges
pour s'y faire guérir d'un ulcère placé au côté
droit de la poitrine, et que l'on croyait avoir
carié les côtes : les eaux tirèrent de l'ulcère une
aiguille de fer, et rendirent la santé à cette fille.
Un homme tomba par terre, et se fit, près des

lèvres, une plaie qu'aucun remède ne pouvait cicatriser. Il fut guéri par les eaux de Barèges, qui firent sortir un morceau de bois de la plaie. Il y a une foule d'autres exemples de cette espèce, qui sont très-connus sur les lieux.

Obs. XCIX. Les eaux de Barèges ont guéri : 1.º trois fistules placées à la partie supérieure de l'épaule : elles avaient été causées par une balle d'arquebuse, qui avait traversé la clavicule et brisé l'omoplate; 2.º quatre autres fistules au genou, provenantes d'un abcès formé à la suite d'un rhumatisme; 3.º deux trous, l'un à la partie du bas-ventre, l'autre à la fesse, qui pénétrait jusqu'à l'os. J'ai vu également un ulcère fistuleux aux testicules, guéri par les eaux Bonnes. Celles de Barèges en guérirent deux autres semblables, ainsi que des fistules du pied, venant à la suite d'une luxation. J'ai encore vu des tumeurs à l'articulation de l'épaule, suppurer et guérir par les eaux Bonnes.

Obs. C. Parlons à présent des maladies des os. Un homme du commun qui avait vécu sagement, fut, vers l'âge de trente ans, attaqué de douleurs cruelles dans ses bras et dans ses jambes; il s'éleva sur celles-ci un tumeur qui s'enflamma, et suppura par l'usage des eaux de Barèges : il en sortit une esquille d'os; et le malade fut guéri dans l'espace de soixante jours. Plusieurs personnes affectées de carie, à la suite de quelque maladie; un genou cassé par une balle; une cuisse cariée après une petite-vérole, furent guéris par les eaux de Barèges; et une carie des os innominés le fut par les eaux Bonnes. Les premières guérirent aussi une carie des vertèbres des lombes, et plusieurs qui occupaient les côtes. Une carie du sternum fut emportée par les eaux Bonnes : d'autres caries de la clavicule de l'omoplate et de l'humerus, qui étaient les suites de la petite-vérole, ou de quelque fracture, cédèrent à l'usage des eaux de Barèges ; les Bonnes guérirent la même affection dans une phalange du pied et de la main; et l'une et l'autre dissipèrent une carie de l'os ethmoïde, et plusieurs autres caries du menton, des orbites, des oreilles, et de tous les autres os, sans en excepter les cartilages du larynx, ceux de la trachée-artère, et le coccix ; car nous avons vu tous ces cas.

Obs. CI. Ici viennent se ranger les fistules lacrymales : le succès que j'y ai obtenu par les eaux de Barèges, employées en injections et en douches, ne confirme pas peu la méthode des modernes dans le traitement de ces sortes d'affections. J'ai vu guérir par les eaux Bonnes une de ces fistules où le sac nazal était dilaté ; et où le pus sortait par le grand angle de l'angle. Le seul usage des eaux en douches procura l'ouverture du canal nazal.

Obs. CII. Nous pouvons maintenant parcourir sans peine les maladies idiopathiques des différens viscères, dépendantes des causes précédentes.

5

Une hémorrhagie de la matrice, des douleurs et des mouvemens convulsifs, causés par une tumeur dure et indolente de cet organe, furent calmés par les bains et les injections des eaux de Barèges. Les eaux Bonnes guérirent un ulcère du même organe, qui était un accident de l'enfantement. Les premières guérirent aussi un ulcère qui s'était fait jour au travers des muscles du bas-ventre; de manière que l'eau qu'on injectait dans le vagin sortait par cette ouverture, *et vice versâ.*

Obs. CIII. Une plaie fistuleuse du pubis, occasionnée par une balle de plomb, plaie qui pénétrait dans la vessie, et par laquelle l'urine s'écoulait, fut guérie par les eaux de Barèges. Un homme attaqué d'une affection des reins, rendit, après que les signes de la suppuration eurent paru, des urines mêlées de pus; il recouvra sa santé par le moyen des eaux Bonnes.

Obs. CIV. Une femme affligée d'une dyssenterie et d'un ulcère dans les intestins, souffrait des douleurs si vives chaque fois qu'elle allait à la selle, qu'elle poussait des cris affreux; les matières qu'elle rendait étaient sanguinolentes, purulentes; la malade était consumée par le marasme et par la fièvre, et elle était regardée comme sans ressource, attendu l'inefficacité de tous les remèdes qu'elle avait pris. Quatre jours d'usage des eaux Bonnes, en boisson et en lavemens, calmèrent la diarrhée et les douleurs, et la malade ne tarda pas à se rétablir. Un homme atteint de la même maladie, contre laquelle il avait inutilement employé, pendant huit mois, divers remèdes, et une femme qui, peu de temps après ses couches, rendait le pus par le fondement, furent guéris par les eaux Bonnes. Nombre d'exemples démontrent la même efficacité dans les eaux de Barèges, contre les ulcères des intestins.

Obs. CV. J'ai vu des jeunes gens attaqués de gonflemens glanduleux au mésentère, être fort soulagés par les eaux de Cauterets. Pareils effets ont été opérés par les eaux de Bagnères de la fontaine Salut. Un enfant exténué par le marasme, et sujet à une fièvre quotidienne, qui souvent commençait par des frissons, et à un flux cœliaque, fut guéri par les eaux Bonnes. On rapporte que celles de Bagnères, de la source nommée *Petit-Bain*, furent salutaires dans un pareil flux. Au reste, les tumeurs du mésentère approchent de bien près des affections scrophuleuses, et rappellent cette maladie pour laquelle nous avons fait connaître l'efficacité de nos eaux, lorsqu'elle n'est pas à un certain degré.

Obs. CVI. Un enfant et un adulte furent guéris d'un gonflement de la rate par les eaux chaudes et les bains tempérés de Barèges. J'ai vu de pareilles tumeurs, dures et indolentes, être considérablement diminuées par l'usage des mêmes eaux en boisson et en bain; elles diminuèrent aussi un gonflement du foie dans un hypocondriaque. La plénitude ou pléthore des vaisseaux se guérit bien souvent par nos différentes sources. J'ai vu résoute par les eaux de Cauterets une tumeur des hypocondres, qui paraissait gêner les mouvemens du foie et de la rate. Ces tumeurs dépendaient-elles du colon? Il est certain que les gonflemens de cet intestin imitent ceux du foie et de la rate, et qu'ils peuvent en imposer à ceux qui n'y prennent pas garde. Enfin, j'ai vu une tumeur de la vésicule du fiel, portée en dehors, être emportée par les eaux de Bagnères.

Obs. CVII. Un homme qui était très-robuste, tomba, après des exercices immodérés du corps et de l'esprit, dans une maigreur et une faiblesse fort grandes, avec fièvre; sa jambe droite s'enfla, et il y survint une érysipèle qui disparaissait de temps en temps. L'on voyait encore une tumeur qui, du foie, s'étendait sur toute la région du ventre inférienr, et que d'habiles gens estimèrent être commune au foie et à l'épiploon; les forces et l'appétit diminuaient chaque jour, et aucun remède d'usage ordinaire n'avait soulagé: les eaux de Cauterets, que le malade but d'abord chez lui, et qu'il alla ensuite boire sur les lieux, dissipèrent l'enflure de la jambe et celle de l'abdomen, et elles rétablirent parfaitement son appétit, ses forces et sa santé.

Obs. CVIII. Une femme d'une constitution molasse, fut attaquée d'une jaunisse périodique,

et d'une fièvre avec des redoublemens; la suppuration du foie étant survenue, avec des frissons et une douleur dans l'hypocondre droit ;
les eaux Bonnes qui furent mises en usage augmentèrent la fièvre, et procurèrent une abondante évacuation de pus par les urines ; elle dura
pendant trois jours. Les accidens s'étant réveillés
vers le douzième jour, on continua le même traitement, qui procura une nouvelle excrétion de
pus par les selles, après laquelle la malade recouvra parfaitement sa vigueur et sa santé.

Obs. CIX. Un gentilhomme d'un tempérament
sec, et fort vif, qui avait été percé d'un coup
d'épée au poumon, crachait le sang et le pus.
L'usage des eaux de Cauterets aggrava l'ulcère ;
les Bonnes débarrassèrent la poitrine, et firent
prendre un bon caractère aux crachats qui exha-
laient une odeur fétide ; de sorte que le malade
se portait beaucoup mieux lorsqu'il se retira de
ces dernières eaux.

Obs. CX. Un gentilhomme, dont le frère était
mort d'un ulcère au poumon, cracha le pus vers
l'âge de quarante ans (il avait aussi quelquefois
craché le sang) ; il avait la fièvre, et son appétit
était presque éteint. Des sueurs nocturnes, la
diarrhée et la purulence dans les crachats paraissaient déjà ; enfin tous les accidens allaient chaque jour en empirant. Les eaux Bonnes réveillèrent les forces et l'appétit, dégagèrent la poitrine,
et tarirent, dans l'espace de soixante jours, la

source de crachats, que leur usage avait d'abord
rendus plus abondans.

Obs. CXI. Une femme qui depuis trois mois
était affligée d'une violente toux, avec crachement
de sang, rendit en crachant une pierre de la
grosseur d'un pois, et bientôt après, le pus;
les Eaux Bonnes guérirent l'ulcère, et ramenèrent l'embonpoint de la malade. J'ai connu un
homme qui rendit aussi en toussant un morceau
de clou de fer, par quoi sa poitrine et sa gorge
furent très-soulagées. L'usage des mêmes eaux
mit fin à l'excrétion.

Obs. CXII. Un homme crachait le pus à la
suite d'une péripneumonie; il était exténué, faible, et travaillé de la fièvre. Les eaux Bonnes en
boisson rendirent d'abord l'excrétion du pus plus
abondante, ensuite elles entraînèrent avec la
matière de crachats, des pellicules qui n'étaient
que des lambeaux de la vomique; elles nétoyè-
rent la poitrine, et rétablirent les forces et l'embonpoint.

Obs. CXIII. Un jeune homme de trente-six
ans, d'un tempéramment délicat, sec et bilieux,
était attaqué d'un catarrhe violent, et crachait
peu; depuis long-temps il sentait une chaleur
brûlante dans la trachée-artère, et il respirait
difficilement, et avec douleur. L'usage des eaux
de Cauterets de la fontaine la Ralière, procura
la liberté de la poitrine, et une meilleure santé.

Obs. CXIV. Un homme d'une constitution

humide et spongieuse, avait eu dans son enfance
les yeux infirmes, et une espèce de bouffisure
de tout le corps. Ces accidens ayant disparu par
les progrès de l'âge, il fut attaqué d'un asthme
humide, dont les accès revenaient deux ou trois
fois par jour; les eaux de Cauterets de la fontaine la Ralière, ne procurant presque pas d'expectoration, on eut recours à celles du Petit-Bain,
qui diminuèrent la fréquence des accès, et excitèrent une quantité énorme de crachats : leur
usage ayant été continué pendant un mois et plus,
le malade fut long-temps sans éprouver aucune
atteinte de maladie. Cette guérison était-elle radicale et parfaite? Cette observation ne démon-
tre-t-elle pas clairement, et le travail des organes
qui préparent insensiblement le germe de l'asthme,
et l'action des parties externes sur les internes?

Obs. CXV. Un jeune homme bilieux, et sujet
à éprouver de temps en temps des fièvres inter-
mittentes, fut attaqué d'une fièvre maligne, sur
la fin de laquelle sa langue se paralysa. La maladie habituelle ayant reparu, la langue se dénoua,
et la poitrine contracta un embarras qui fut dis-
sipé par une évacuation copieuse de matière
purulente par les crachats; dès lors survinrent
la fièvre lente, la diarrhée, le marasme et l'enflure des pieds; d'ailleurs, le malade ne pouvait,
depuis trois mois, se tenir couché sur le dos,
et le moindre mouvement le mettait hors d'ha-
leine. Les eaux de Cauterets, de la fontaine la

Railière, ne produisirent presque point d'effet, presque point d'évacuation ; celles de la source Mauhourat excitèrent les crachats, et diminuèrent par là la suffocation : l'estomac fit aussi ses fonctions un peu mieux, et les forces du corps s'augmentèrent. Au printemps suivant le malade cracha de nouveau le sang et le pus ; la fièvre et la suffocation se réveillèrent. L'usage des mêmes eaux de Cauterets, de la fontaine Mauhourat, eut alors un succès si heureux, que le malade jouit depuis d'une santé robuste, excepté que sa langue est restée sujette à des attaques de paralysie qui reviennent de temps en temps. Le noyau de la maladie, encore existant dans la poitrine, ferait-il chaque jour des progrès ?

Obs. CXVI. Un jeune homme fut attaqué d'une pleurésie, à laquelle succédèrent la fièvre lente, des sueurs, la difficulté de respirer, la toux, la faiblesse, et une grande maigreur. Tous les remèdes adoucissans et pectoraux furent sans effet. Le malade, sans prendre avis de personne, vint à Barèges, et but les eaux de la fontaine la Chapelle, qui réduisirent bientôt son estomac à une langueur extrême. Outré d'un si mauvais succès, il but pendant trois jours celles de la fontaine Chaude ; la quatrième nuit de l'usage en boisson de ces eaux, et la sixième de celui de la source tiède, peu s'en fallut que le malade ne fût suffoqué ; il cracha une très-grande quantité de pus, et dans peu sa santé devint meilleure, et elle fut très-brillante au bout de trois mois. Cet exemple est le seul que j'ai vu à Barèges. Il y a trente ans qu'un sujet qui était attaqué d'un ulcère au poumon, et à qui mon père avait prescrit les eaux Bonnes, fut guéri par les Eaux-Chaudes, prises dans le troisième temps de la maladie. C'est ainsi que le courage des malades, leurs fautes, et les dangers auxquels ils s'exposent, peuvent servir quelquefois à étendre les connaissances de l'art.

Obs. CXVII. Je ne dois pas omettre de dire ce que la renommée rapporte, qu'une cataracte fut résoute par les eaux de Bagnères. J'ai vu cette maladie résister opiniâtrément aux eaux de Barèges et à toutes les autres eaux de notre pays. Pour les petites cicatrices ou callosités de la cornée qui proviennent d'une inflammation, j'ai observé que les eaux de Barèges et les Bonnes, les diminuent un peu. Lomnius parle, ainsi qu'Hoffman, de la cataracte commençante qui provient de l'estomac, et assure que cette espèce de cataracte revient plus ou moins souvent, selon qu'on néglige les coctions de l'estomac, ou qu'on prend soin de les rétablir; ce qu'il était expédient de noter en passant.

Obs. CXVIII. Un jeune homme devint, après une fièvre intermitente dont le quinquina l'avait délivré, triste, maigre et languissant; ses joues se creusaient, ses yeux étaient proéminens, sa peau rude, et les viscères de l'abdomen entièrement retiré en dedans ; les eaux de Cauterets de la fontaine la Ralière, lui rendirent la santé, en rétablissant les forces de l'estomac, qui étaient fort affaiblies.

Obs. CXIX. Un jeune débauché fut attaqué d'une faiblesse des reins ou des lombes, qui s'accrut de plus en plus ; il était si maigre, qu'il ressemblait à un squelette recouvert de sa peau ; il n'avait plus ni force ni appétit, et ne pouvait s'aider d'aucun de ses membres ; il sentait une douleur continuelle près de l'épine du dos ; ses paupières étaient enflées, et ses yeux saillans en dehors, ce qui le rendait hideux à voir ; sa peau était sèche, écailleuse, sale et parsemée de taches furfuracées ; il y avait six mois qu'il était dans cet état, sans qu'aucun remède eût pu le soulager. La boisson des eaux chaudes de Barèges, et ses bains tempérés, rappelèrent l'appétit et les forces ; la fièvre commençait à paraître, et il se forma sur la peau une éruption semblable à celle de *l'herpès* miliaire : enfin, au bout d'environ soixante jours, après des sueurs et un écoulement d'urines troubles, le malade se trouva assez bien dispos ; il s'écriait qu'il était guéri, quoique je craignisse qu'il ne s'en vantât trop tôt. Cette maladie serait-elle une espèce de consomption dorsale hippocratique ?

Obs. CXX. Nous pouvons rappeler ici les convulsions et paralysies des divers membres, dépendantes d'une affection idiopathique ou sympathique du cerveau, sans égard à ce que nous en avons déjà dit ailleurs. La convulsion, surtout celle qui nait de l'estomac, est souvent guérie par nos eaux. J'ai vu à Barèges, en l'année 1751, sept personnes affligées de paralysie : 1.º Un jeune homme qui, après une légère attaque d'apoplexie, était devenu paralytique des jambes; l'usage des eaux en bain, en douches et en boisson, parut l'avoir guéri; 2.º Un jeune homme qui, pour avoir traversé une rivière à la nage, immédiatement après avoir mangé, et pendant qu'il suait, fut attaqué d'abord d'une légère apoplexie, et ensuite d'une hémiplégie; l'usage des eaux pendant deux saisons la guérit tout-à-fait; 3.º Une hémiplégie, avec abolition de la mémoire, qui fut aussi presque entièrement guérie; 4.º Un autre sujet paralytique d'une jambe et d'un bras, qui ne put, ainsi que cela se voit souvent, recouvrer que le mouvement de la jambe. Les trois autres observations sont semblables aux précédentes, c'est-à-dire que les malades, sans avoir été entièrement guéris par les eaux, en furent assez soulagés. J'ai vu aussi les deux jambes paralysées après une chute, de sorte que le malade, encore jeune, était contraint de marcher sur ses genoux; elles furent parfaitement guéries, ainsi qu'une paralysie du bras, dans un homme, qui avait été causée par un coup à la tête.

Obs. CXXI. Un gros mangeur fut attaqué, sur l'un des deux côtés du corps, d'une paralysie qui s'étendait jusqu'au milieu de la langue et du palais, ou de la luette elle-même : les Eaux-Chaudes le guérirent dans quinze jours. Un autre sujet, atteint de la même maladie, en fut guéri (après avoir inutilement employé plusieurs sortes de remèdes) par les Eaux-Chaudes de la fontaine du Roi, en bain. Les eaux de Cauterets en sauvèrent et soulagèrent un grand nombre d'autres.

Obs. CXXII. Un viellard hémiplégique reçut du soulagement à la jambe, et non au bras, de l'usage des eaux de Bagnères, de la fontaine Saint-Roch. Trois paralytiques, dont deux étaient d'un tempérament pituiteux, et l'autre (c'était une femme) d'un tempérament sanguin, furent guéris par les eaux de Bagnères, de la fontaine Théas. Le témoin de ces guérisons ne dit pas si elles furent complètes.

TROISIÈME PARTIE.

Sommaire. — *Les maladies incurables, ou qui résistent à nos eaux minérales. — Les douteuses, dans lesquelles les effets des eaux ne sont pas assez constatés. — Les paralysies complètes et parfaites, par embarras dans le cerveau. — L'épilepsie par cette cause des dépôts au cerveau. — Les palpitations de cœur par des dérangemens organiques: — Les ulcères de mauvaise espèce au poumon. — Les asthmes anciens et habituels. — La fonte des tumeurs squirrheuses, calleuses et autres, dans les divers viscères et glandes. — Les vieux ulcères. — Les caries profondes. — Le marasme des parties. — Les anchyloses décidées. — Les déplacemens des articulations. — La goutte. — La colique néphrétique. — La gravelle. — Les dartres. — Les cancers ouverts, ou autrement. — Les écrouelles. — Le rachitis. — Les gonorrhées virulentes et autres symptômes de vérole. — Le scorbut.*

Obs. CXXIII. J'ai vu un vieillard cruellement tourmenté par un rhumatisme, sur un côté du corps, rhumatisme qui fut suivi d'une paralysie, dans laquelle l'œil, l'oreille et la langue étaient très-engourdis et presque insensibles. Les eaux de Bagnères, de la fontaine Saint-Roch, n'ayant produit aucun effet, et celles de Barèges n'en produisant qu'un mauvais, le malade en abandonna l'usage par mon conseil. J'ai vu plusieurs autres paralytiques qui n'ont retiré aucun avantage de nos eaux, ou qui en ont été sensiblement incommodés.

Obs. CXXIV. Aux approches d'une attaque d'épilepsie, l'effort de toutes les parties se dirige sensiblement vers la tête, et s'y recueille, d'où

vient que les malades prévoient ces attaques. Un
homme âgé d'environ trente-cinq ans, sujet à
l'épilepsie, vint à Barèges, et y fit usage des eaux
et des bains, sans prendre avis d'aucun médecin.
Au sixième jour de cet usage, les accès, qui
avaient été rares jusqu'alors, revinrent trois
fois, et furent plus violens que de coutume.
Ayant été appelé, je jugeai qu'un tel désordre,
occasionné par l'énergie des eaux, pourrait bien
avoir quelque chose de critique; mais n'osant
pas exposer le malade à l'événement de ma pré-
diction, je prescrivis une saignée que je fis réi-
térer, et je lui conseillai de renoncer à nos eaux,
du moins à celles de Baréges. Convenait-il qu'il
persistât dans leur usage? Je ne le pense pas.

Le sixième jour, que Galien avait coutume d'ap-
peler le tyran dans les maladies aiguës, mérite
d'être ici soigneusement remarqué. Je me suis
aperçu clairement, dans beaucoup de cas, quand
même je me serais trompé dans le précédent, que
ce jour, à compter du premier de l'usage des
eaux, lorsqu'on en prenait une certaine quantité, avait quelque chose de particulier que les
autres jours n'avaient pas, c'est-à-dire que la fièvre que les eaux procurent, est de la nature
des maladies aiguës. Serait-ce là la raison pour-
quoi les anciens fixaient l'usage des eaux à neuf
ou quinze jours, comme cela se pratique encore
parmi le peuple? Quoi qu'il en soit, je ne crois
pas que les eaux de Barèges conviennent dans

l'épilepsie; elles engorgent considérablement le cerveau, et elles demandent trop de précautions employées dans l'accès. Si l'épilepsie, au lieu d'être idiopathique, était seulement sympathique et dépendante, par exemple, des premières voies, assurément il y aurait plus à attendre de l'usage de nos eaux. Mais qui pourra assigner un moyen de distinguer ces deux cas ?

Obs. CXXV. Un homme d'un tempérament bilieux, sujet à un vertige habituel, se plaisait beaucoup à boire les eaux de Barèges; sa table était somptueuse à l'excès, et il mangeait beaucoup, pour appaiser certaine inquiétude d'estomac, qu'il nommait chaleur. Après s'être d'abord bien trouvé de leur usage, il mourut, au bout de trois mois, d'une attaque d'apoplexie. Un militaire fut blessé au sommet de la tête, par une ballle lancée perpendiculairement, qui n'offensa pas l'os. La guérison de la plaie s'obtint fort facilement, et on fit peu de cas de cet accident. Cependant la stupeur, la douleur et la pesanteur de tête survinrent, ainsi que l'obscurcissement de la vue, l'enflure de tout le corps, et la fièvre. Le malade étant venu à Barèges, il y fit usage, à son gré, des eaux en boisson, des douches et des bains; mais le vingtième jour, il fut attaqué d'une fièvre maligne cérébrale, dont il mourut le septième. A l'ouverture du cadavre, le cerveau fut trouvé sain : une petite poche ou vescicule, qui s'était formée dans l'os sphénoïde, portait en haut le cerveau : cette vésicule ayant été ouverte, il en sortit beaucoup de matières sanieuses, et l'os sphénoïde et l'eth-moïde étaient entièrement cariés. Dans ces deux cas, les eaux avaient très-évidemment agi, en dé-terminant le flux des humeurs vers la tête; ce qui aurait dû être évité, parce que, dans ces sortes de maladies, l'excrétion critique ne peut pas se faire.

Obs. CXXVI. Senac annonce et prouve que les affections de la poitrine, dépendantes d'un vice inhérent dans le cœur, sont incurables; et je ne doute pas que l'usage de nos eaux ne les rendît bientôt mortelles. Deux hommes éprou-vaient des palpitations de cœur violentes. Dans l'un elles étaient l'effet de grandes sollicitudes de l'esprit : l'autre les tenait de l'enfance, sans cause apparente. L'un et l'autre tombaient en défaillance dès qu'ils prenaient quelque remède ou aliment qui augmentait tant soit peu la cha-leur et le mouvement vitaux. Enfin, leur mala-die s'étant accrue, ils moururent d'un engorge-ment de poitrine, malgré le secours des saignées, qu'on employa. Le cœur du premier fut trouvé prodigieusement gros, autant ou même plus que ne l'est celui d'un bœuf; il était d'ailleurs très-sain. Dans le second, les valvules de l'aorte, près du cœur, étaient presque ossifiées, et des excrois-sances polypeuses, qui leur étaient adhérentes, les empêchaient de se fermer. J'ai vu un soldat attaqué d'un ulcère scorbutique à la jambe, qui, loin de tirer du soulagement des eaux de Barèges, mourut le troisième mois de leur usage : l'on trouva plusieurs petits ulcères sur la surface du cœur et dans l'intérieur du péricarde. Le malade s'était plaint aussi de palpitations de cœur : il finit par une espèce d'attaque d'apoplexie. Ces faits combattent très-certainement l'usage de nos eaux dans les affections idiopathiques du cœur. Nous pouvons donc assurer que ces affections, comme celles du cerveau, quand leur noyau est un peu considérable, ne se guérissent pas par nos eaux, du moins par celles de Barèges. Celles de Bagnères seraient plus supportables, par des raisons tirées de leur nature.

Obs. CXXVII. J'ai vu six sujets attaqués d'ulcères au poumon que les eaux Bonnes ne purent garantir de la mort. Dans les uns, elles augmentèrent les crachats, et elles les diminuèrent dans les autres. Certains éprouvèrent, les premiers jours du traitement, un soulagement funeste ; un mieux marqué, suivi ensuite d'accidens plus graves.

Obs. CXXVIII. Un pulmonique, qui avait aussi une tumeur au foie, but les eaux de Cauterets, qui rétablirent son appétit, et lui procurèrent de l'embonpoint, et une santé brillante en apparence. L'hiver suivant il eut des douleurs rhumatismales aux bras et aux cuisses (accident fréquent et d'assez mauvais augure dans la pulmonie), et il mourut à l'entrée du printemps, qui n'est pas moins souvent pernicieuse que salutaire.

Obs. CXXIX. Un homme sec et mélancolique, dont le foie était tuméfié, était sujet à éprouver tous les ans une fièvre, accompagnée d'une douleur dans l'hypocondre droit, de toux, de difficulté de respirer et d'extinction de voix. La boisson des eaux de Cauterets tint sa poitrine libre pendant trois ans; mais le foie s'engorgea de plus en plus, et la douleur s'y borna entièrement. Enfin, en 1751, les eaux occasionnèrent un crachement de sang considérable, la fièvre devint lente et plus marquée : le malade mourut dans l'hiver.

Obs. CXXX. Un jeune homme qui avait fatigué sa poitrine en chantant, fut attaqué à un des doigts de la main gauche, d'un abcès qui provenait de cause interne. Dès que le doigt commença à suppurer, le malade fit usage des Eaux-Bonnes, en lotion et en boisson, et il devint pulmonique; sa joue gauche s'enfla, et il y a grande apparence que le germe de la maladie existait dans le côté de la poitrine qui correspondait aux parties affectées.

Obs. CXXXI. Un homme d'un tempérament bilieux, déjà avancé en âge, qui habitait un lieu froid et marécageux, et buvait de l'eau de puits, fut attaqué, sans cause évidente, de deux abcès, dont l'un occupait le doigt du milieu du pied gauche, et l'autre pareil doigt de la main du

même côté. A ces abcès étaient joints un crachement de sang abondant, une petite fièvre, la
toux et la sécheresse de la peau. Après une saignée et un purgatif, j'ordonnai le lait, les anti-
scorbutiques et les Eaux-Bonnes, avec un régime
convenable. Le malade s'apercevant lui-même
que ses ulcères et sa poitrine allaient beaucoup
mieux, par le seul usage des eaux, il rejeta tous
mes autres remèdes pour boire toujours, disait-
il, ces eaux merveilleuses. M'ayant abordé quelques jours après, d'un air gai, il me montra ses
doigts, et me dit qu'il avait la poitrine en très-
bon état; les ulcères étaient bien cicatrisés, la
respiration entièrement dégagée, et le pouls ne
marquait presque pas de fièvre. Surpris de tout
cela, je gardai le silence. Qu'arriva-t-il? Environ
quinze jours après, il s'éleva une tumeur au
mésentère indolent, et qui s'augmentait chaque
jour. J'essayai en vain de m'opposer à ses progrès
et de rétablir la supuration des doigts; le malade
mourut environ un mois après la naissance de
cette tumeur, lorsque le mésantère fut entré en
suppuration.

Obs. CXXXII. Il y a long-temps que j'ai pu-
blié que les eaux de Bagnères nuisaient souvent
dans les affections idiopathiques du poumon. Une
femme, en qui les règles s'étaient supprimées
après une couche, fut attaquée d'un ulcère à la
poitrine, qui s'accrut par l'usage des eaux de
Bagnères, de la fontaine Salut, et tua la malade.

Une jeune fille, qui était affectée d'un ulcère lé_
ger au poumon, fut réduite à la dernière extrémité par les eaux de Bagnères, de la fontaine
Salut; les Bonnes la soulagèrent un peu. Une
autre jeune fille, maigre, sèche, et sans appétit,
fut, à la suite d'une pleurésie, atteinte d'un ulcère au poumon : les eaux de Bagnères la con-
duisirent au tombeau. Une femme, âgée d'environ
cinquante ans, éprouvait des espèces d'accès
d'asthme, avec des douleurs de colique : les eaux
de Bagnères, de la fontaine Salut et Dupré, augmentèrent la difficulté de respirer : il survint
ensuite une toux et une rougeur à l'œil droit,
les paupières et la joue du même côté s'enflèrent,
et la malade ne pouvait se coucher que sur ce
côté; enfin, son pied droit s'enfla, un crachement de sang et la fièvre se déclarèrent, et elle
mourut environ deux mois après.

Un jeune homme écrouelleux but les eaux de la
fontaine Salut. L'année suivante il cracha le pus,
et mourut. Je tais plusieurs autres faits de cette
espèce, parce que l'ancien préjugé conçu en faveur des eaux de Bagnères, et qui était singulièrement en vigueur lorsque je fis mes premiers
essais sur les eaux, est maintenant fort diminué,
autant que je puis en juger.

Obs. CXXXIII. J'ai vu parmi les asthmatiques,
une femme qui fut attaquée d'une hémoptysie
le cinquième jour de l'usage des eaux de Bagnères, de la fontaine la Reine. Tout le monde sait

qu'un grand nombre d'asthmatiques ont usé des Eaux-Bonnes, de celles de Barèges, des Chaudes et de celles de Cauterets, sans en ressentir sensiblement aucun effet, ni bon, ni mauvais. Je n'en ai vu qu'un qui, après avoir été presque suffoqué par les eaux de Barèges, reçut un peu de soulagement de celles de Cauterets. Enfin, on compterait à peine deux ou trois sujets, j'entends parmi les adultes, attaqués d'un asthme confirmé, qui aient été bien guéris par nos eaux; car il faut distinguer le soulagement de la guérison parfaite. Au reste, l'asthme n'est-il pas souvent incurable?

Obs. CXXXIV. Il ne faut pas non plus espérer de guérir toujours avec nos eaux les ulcères, la carie et le marasme extérieur. Dans un homme dont le bras droit était flétri par le marasme, ses tendons calleux et les doigts crochus, les douches et les bains de Barèges, qui furent employés pendant deux mois, ne produisirent aucun effet. Un Américain d'un tempérament bilieux, qui dans sa jeunesse avait beaucoup chassé, et souvent couru les marais pendant qu'il était en sueur, et qui avait été autrefois sujet à des hémorrhoïdes, était affecté d'un vertige dont les accès revenaient de temps en temps, de flatuosités, de marasme et de convulsions aux extrémités inférieures; les convulsions s'étendaient quelquefois jusqu'aux muscles de l'abdomen, et rendaient par là son état plus fâcheux. Après avoir inutilement employé pendant long-temps, à Saint-Domingue, différens remèdes, et les eaux de Banic, il vint enfin à Barèges. Les eaux, dont il usa de toute manière, ne lui procurèrent pas le plus petit soulagement. J'ai vu nombre d'autres marasmes des pieds et des mains, dans lesquels nos eaux ont été également infructueuses.

Obs. CXXXV. Dans une fille âgée de vingt-quatre ans, dont le pied était couvert d'ulcères, avec carie des os, les eaux de Barèges ne produisirent aucun effet. Cette maladie provenait d'un coup, et la malade avait été, pendant la suppuration, privée de ses règles. Un paysan était atteint au genou et à la jambe, d'ulcères, avec carie des os; il sortait des vers des ulcères qui remplissaient toute l'articulation. Les eaux de Barèges ne procurèrent point de soulagement. J'ai vu aussi dans une fille sujette à un asthme depuis sa petite-vérole, un ulcère au pied qui résista à l'usage des mêmes eaux. Cet ulcère provenait d'un flux pituiteux, qui avait été déterminé par l'effort de la fièvre. La suppuration de la tumeur, lorsqu'elle se fut établie, avait fait disparaître l'asthme.

Obs. CXXXVI. Un soldat avait été grièvement blessé au pied par un éclat de bombe; les os du tarse et du métatarse étaient collés ensemble; l'astragale l'était avec le tibia, et l'épanchement de la synovie qui s'était fait en dehors de l'articulation, formait une éminence circulaire : les douches et les bains de Barèges furent employés sans aucun succès. Dans ce même temps deux anchylose, l'une au genoux et l'autre au coude, résistèrent à l'usage des mêmes eaux.

CXXXVII. Un militaire fut atteint d'une balle d'arquebuse qui lui perça le genou, en passant du condyle externe du fémur au condyle interne du tibia. Pendant le traitement qu'on lui fit, sa jambe se plia vers la fesse, et garda depuis cette situation, qu'un usage de trois ans des eaux de Barèges corrigea un peu. Un homme d'une illustre naissance fut blessé par une balle à l'articulation d'un genou; son autre genou était immobile depuis dix ans, et sa jambe renversée sur la cuisse : il fut guéri de son ancienne maladie par les eaux de Barèges, tandis que la plus récente résista. Ce fait a été transmis par la tradition des vieillards et l'ancienneté n'a rien diminué de sa valeur.

Obs. CXXXVIII. A l'égard des luxations qu'on n'a pu réduire par les moyens ordinaires, je pense qu'il est fort inutile de les soumettre à l'épreuve de nos eaux, parce qu'elles ne sont pas capables de relâcher les muscles de l'os déplacé, ni les autres muscles qui sont en contraction. J'en ai vu quatre exemples, l'un au carpe et les autres au coude, dans lesquels les eaux de Barèges et de Cauterets furent sans effet.

Obs. CXXIX. Un Américain d'un tempérament bilieux, sec et fort vif, et qui avait les cheveux rougeâtres, était depuis quatre ans sujet à avoir, par intervalles, de légères efflorescences, presque sur tout le corps, entourées d'une croûte noire, avec démangeaison. Des frictions qu'on lui fit à une main, je ne sais avec quel onguent, ayant fait disparaître les boutons de cette partie, il s'en éleva bientôt un vers l'angle externe de l'œil, qui fut suivi d'un autre au sternum. L'un et l'autre s'étant convertis en ulcères, le malade, après avoir employé en vain toutes sortes de remèdes, arriva à Barèges plein de vigueur; ses ulcères étaient alors d'un rouge pâle et mollasse, sans callosité apparente et sans douleur; l'on y voyait autour, et dans l'intérieur, de petites veines assez gonflées, et ils versaient une sanie blanchâtre et gluante. Les eaux de Barèges, qui furent employées pendant deux mois, n'eurent aucun succès.

Obs. CXL. Nous avons maintenant à parler des maladies dans lesquelles l'action des eaux de notre pays n'est pas encore assez connue, et que nous avons nommées *maladies douteuses.* Il est constant que nos eaux, surtout celles de Barèges et de Cauterets, prises en boisson ou en bain, rendent ordinairement les attaques des douleurs articulaires plus vives. Il reste à savoir si cette plus grande violence est, dans le fond, préjudiciable. C'est ainsi (dit Raymon-Fortis) que plusieurs de ceux qui s'en allèrent prendre les eaux de Saint-Maurice, s'en retournèrent avec des dou-

leurs aux articulations, ou en furent attaqués
bientôt après. Certain mélancolique, homme bilieux, qui avait une disposition née à la goutte
et aux hémorrhoïdes, souffrait depuis long-temps
des douleurs vagues par tout le corps : les eaux
de Barèges, dont il usa en boisson et en bain,
lui causèrent dans peu de temps un accès de
goutte.

Obs. CXLI. Un jeune homme qui, depuis l'âge
de quinze ans jusqu'à celui de vingt-cinq et plus,
s'était adonné au vin, aux femmes et au jeu d'es-
crime, fut attaqué de douleurs irrégulières à un
pied; elles devinrent bientôt périodiques, et revenaient cinq ou six fois par an. Le pied et les
doigts étaient enflés, et la jambe s'était peu à
peu amaigrie; mais le pied conserva toujours un
peu de sa sensibilité. La boisson et les bains des
eaux de Barèges rendirent à la jambe sa flexibilité, et firent disparaître presque tout-à-fait l'enflure et les douleurs.

Obs. CXLII. Un paysan qui avait depuis long-
temps les articulations et les mains enflées et
douloureuses, devint asthmatique Les eaux de
Barèges diminuèrent beaucoup l'asthme, donnè-
rent plus de jeu au mouvement des articulations,
et le malade se porta assez bien pendant tout
l'hiver. La saison suivante il employa le même
traitement, et il en retira dans peu un grand
soulagement.

Obs. CXLIII. Un paysan, maigre, sec et bilieux, qui souffrait de coliques cruelles, fut atteint d'un rhumatisme goutteux à la jambe et au genou, qui étaient si fort enflés qu'ils semblaient anchylosés. Il obtint sa guérison par le moyen des eaux de Barèges en boisson, en bains et en douches.

Obs. CXLIV. Une femme de quarante-deux ans, en qui le flux menstruel était déjà bien diminué, fut affligée à la cuisse droite d'une douleur qui, peu à peu, s'avança jusqu'au pied, dont l'articulation s'enfla et resta dans cet état pendant un an. Après certains remèdes éprouvés inutilement, la malade eut recours à la boisson et aux bains des Eaux-Chaudes, qui occasionnèrent un accès de goutte dont elle fut à peine un peu remise, qu'il lui survint une hémorrhagie de la matrice qui l'affaiblit beaucoup : ensuite elle fut convalescente ; l'écoulement menstruel se fit assez bien, et la douleur du pied et de la cuisse cessa presque tout-à-fait.

Obs. CXLV. Un homme de lettres, âgé de cinquante ans, qui mangeait beaucoup, et qui était rempli d'esprit et d'embonpoint, devint, sans cause apparente, lourd, paresseux et inquiet et perdit entièrement l'appétit et le sommeil ; il ressentit aussi au pouce du pied droit, un commencement de goutte. Les Eaux-Chaudes lui rendirent la santé. Les accidens ayant ensuite reparu, l'usage des mêmes eaux eut le même succès.

Obs. CXLVI. Un homme d'une constitution bilieuse, et fort sujet à des flatuosités intestinales, fut affligé d'une douleur très-vive à la cuisse, au genou et au pied, avec enflure de celui-ci : malgré toutes sortes de remèdes qu'il employa, il passa fort misérablement l'hiver. La boisson et les bains de Cauterets des fontaines de la Ralière et Dubois, firent évanouir tous les symptômes.

Obs. CXLVII. Les eaux de Bagnères des sources Salut et Lasserre, entraînèrent une fort grande quantité de sables de la vessie, dans une jeune fille hystérique et affligée de violentes douleurs néphrétiques. Les Eaux-Bonnes, sans produire l'excrétion d'aucuns sables, procuraient pourtant un soulagement plus marqué et plus durable.

Obs. CXVIII. Un homme de quarante ans, d'une constitution sèche et bilieuse, et atteint d'une douleur des reins, se délivrait tous les ans, par les voies urinaires, de plusieurs calculs, à la faveur de l'usage des eaux de Bagnères de la fontaine Lasserre. Ayant bu pendant deux saisons les eaux de Cauterets de la fontaine la Ralière, il fut exempt, pendant trois ans, de ses douleurs, et il ne rendit point de calculs.

Obs. CXLIX. Une femme fort âgée, qui depuis dix ans rendait des urines graveleuses, essuya une attaque de néphrétique très-vive, et sa poitrine s'embarrassa. L'usage des eaux Bonnes la fit cracher beaucoup, et elle se trouva soulagée : mais pendant sa convalescence, il lui survint sous la langue, près des gencives, une tumeur de laquelle il sortit, quand elle fut ouverte, un calcul semblable à ceux de la vessie. Depuis elle en rendit beaucoup moins par les urinaires ; il est vrai aussi qu'elle devint plus sobre qu'elle ne l'avait été.

Obs. CL. Dessault, notre compatriote, avait avancé que les eaux de Barèges, injectées dans la vessie, dissolvaient la pierre; sur quoi Meighan est de même avis. J'ai fait plusieurs tentatives depuis ces médecins, et j'ai reconnu qu'il n'y a que les calculs qui ressemblent à la brique, qui soient dissous; les autres résistent absolument, étant même placés à la source des eaux : or personne n'ignore que l'eau commune dissout quelques pierres. Il reste par conséquent bien des recherches et des expériences à faire sur ce sujet. Un des meilleurs moyens préservatifs de cette maladie, c'est d'entretenir les fonctions de l'estomac dans leur intégrité. Serait-il vrai que le lait fût un fondant de la pierre, comme James l'avance, tandis qu'au rapport de Galien, son usage, continué long-temps, causa cette maladie à certaines personnes, et que Baillou conseille de s'abstenir de toute sorte de laitage, si ce n'est de celui d'ânesse ? J'ai vu le remède de Stephens exciter la fièvre et causer la suppuration du rein non encore affecté, et puis la mort. Cependant cette même fièvre ne serait-elle pas propre pour fondre les calculs friables ? Ne serait-elle pas le principal instrument de la vertu lithontriptique de divers remèdes et de nos eaux ? Sydenham relève beaucoup les bons effets de la manne dans cette affection. Les produirait-elle par une qualité fondante particulière, ou mieux par sa propriété purgative et détersive, au moyen de laquelle l'ordre des mouvemens est rétabli dans les premières voies ?

Obs. CLI. Un soldat âgé de trente-deux ans, d'un tempérament bilieux, et couvert presque partout le corps d'une dartre qui lui rongeait la peau, et un mendiant attaqué d'une teigne affreuse, furent guéris par les bains du foulon de Bagnères, qui passent pour spécifiques dans les maladies de la peau. Les eaux de Barèges ont autrefois guéri un lépreux ; les Bonnes et les autres ont également opéré des effets merveilleux dans ces sortes de cas.

Obs. CLII. Un homme d'une illustre naissance, qui avait été fort débauché dans sa jeunesse, fut, vers l'âge de soixante ans, attaqué aux deux jambes de taches rougeâtres, qui se convertirent en croûtes blanchâtres, écailleuses ; ses fonctions se faisaient bien, et ses gencives étaient en fort bon état : tous les remèdes avaient été tentés en vain. Je prescrivis le lait, avec les anti-scorbutiques pour toute nourriture, les eaux de Barèges de la fontaine Chaude, pour boisson ordinaire, de temps en temps les bains tempérés, et quelques frictions mercurielles ; les taches ayant disparu, et le malade ayant repris ses forces et son embonpoint, il se crut entièrement guéri. Je lui conseillai pourtant de continuer l'usage des anti-scorbutiques pendant l'hiver, de se faire appliquer un cautère, et de garder le régime : il négligea tout cela, et revint l'année suivante, triste, et atteint à peu près des mêmes maux, dont il ne fut point guéri pour lors.

Obs. CLIII. Un jeune homme mélancolique, plein d'esprit, et fort débauché, était attaqué aux fesses, de dartres qui, quand elles venaient à se sécher un peu, jetaient l'estomac dans un grand désordre. Les frictions mercurielles, et tous les autres secours usités, avaient été employés sans succès. Les eaux de Barèges procurèrent à peine quelque soulagement, et ce soulagement était accompagné proportionnément de la diminution des forces et de l'embonpoint.

Obs. CLIV. Six douches, et autant de bains de Barèges, firent disparaître un ulcère dartreux au bras gauche dans un vieillard cachectique. Dès le sixième jour, l'œil du même côté se trouva affecté. Le malade voyait les objets double, et il éprouvait aussi de fréquentes attaques de vertige. Je fis appliquer dans le voisinage des dartres, un cautère pour rétablir promptement la suppuration ; le pied gauche était aussi enflé et œdémateux. Tant d'accidens annonçaient sans doute la présence de quelque germe fatal logé dans la poitrine ou dans le cerveau.

Obs. CLV. Je m'étais flatté autrefois que nos eaux pourraient être salutaires dans tous les temps du cancer; mais je pense bien autrement aujourd'hui. Une fille âgée de quarante ans, dont la mamelle droite était cancerée, et une autre fille religieuse, dont le sein droit était devenu squirrheux à la suite d'un coup, ne reçurent aucun soulagement des eaux de Barèges.

Obs. CLVI. Un prêtre avancé en âge, jadis sujet à des hémorrhoïdes, et qui disait avoir essuyé plusieurs maladies de cause bilieuse, avec enflure des jambes, était affecté sur le côté droit de la langue, d'un ulcère calleux sanguinolent et hideux, et en outre d'un gonflement parotide et de la glande maxillaire du même côté; les eaux de Barèges dont il usa, ne produisirent aucun effet salutaire.

Obs. CLVII. L'usage des mêmes eaux fut pernicieux à une fille atteinte d'un cancer ouvert à la mamelle droite, et à une autre fille affligée à la mamelle droite d'un cancer, avec des crevasses; dans celle-ci, le mamelon devenait érysipélateux, et les crevasses étaient augmentées par les eaux.

Obs. CLVIII. Une jeune fille était attaquée, au côté droit du nez, d'un ulcère chancreux, avec érosion des tégumens seulement; il s'y formait de temps en temps des croûtes blanchâtres et friables, comme dans la teigne : l'usage des eaux de Barèges faisait augmenter l'ulcère, et occasionnait la carie des cartilages du nez.

Obs. CLIX. Dans une veuve, un cancer à la mamelle, remarquable par des crevasses d'un rouge très-vif, s'accrut beaucoup par l'usage des mêmes eaux.

Obs. CLX. Une femme à qui on avait amputé une mamelle, fit usage des eaux Bonnes pour cicatriser l'ulcère, il s'accrut, s'étendit, et l'autre mamelle devint squirreuse.

Obs. CLXI. Une femme de qualité, en Angleterre, atteinte de fleurs blanches après une couche, fit usage imprudemment de remèdes astringens, qui occasionnèrent une douleur dans la région de la matrice, la fièvre et le marasme; car on ne doit pas toujours, suivant la remarque de Baillou, s'appliquer à arrêter cette espèce de flux. Les eaux de Barèges furent employées de toutes façons; l'hémorrhagie, qui ne cessa pas un instant, s'augmenta au point de rougir le bain, ce qui ne m'effraya pas, parce que j'avais vu déjà pareille chose arriver. Cependant tous mes soins, tous mes efforts furent inutiles; j'appris depuis que la malade était morte au bout de quelque mois.

Obs. CLXII. Un enfant âgé de huit ans, d'un esprit précoce, et dont les yeux étaient proéminens, et la tête enflée, devint bossu par l'effet d'un renversement des vertèbres lombaires; son ventre se tuméfia, les extrémités de son corps s'amaigrirent, et il souffrait beaucoup quand il marchait : les bains tempérés, les douches, et la boisson des eaux de Barèges dissipèrent presque tous les symptômes dans l'espace de quinze jours ; les forces revenaient de plus en plus, et il y avait lieu d'espérer une santé parfaite. Une petite fille, dont la partie inférieure de l'épine du dos était si faible qu'il lui était impossible de faire le moindre pas, recouvra un peu le mouvement de ses jambes par l'usage des eaux de Barèges.

Obs. CLXIII. Un jeune homme du peuple était atteint, depuis quinze jours, d'une gonorrhée virulente, et d'un phymosis, avec inflammation du prépuce, grandes douleurs et grande difficulté d'uriner. Après lui avoir fait deux saignées, on lui prescrivit l'usage du lait, que son estomac ne put supporter. Ayant été consulté, je lui fis prendre les eaux de Barèges, en guise de tisane, car le malade était par hasard sur les lieux ; au bout de deux jours, les accidens furent calmés, et le pus prit un bon caractère ; les bains tempérés et les douches qu'il employa ensuite, diminua la douleur, la tension, et relâchèrent le prépuce. Le gland étant découvert, on y apercevait plusieurs petits ulcères qu'on connaît vulgairement sous le nom de chancres, lesquels se cicatrisèrent à la faveur du même traitement ; il parut en même-temps sur le darthos, plusieurs callosités de la figure d'une lentille : le malade quitta pour lors Barèges ; trois mois après, je le revis et l'examinai attentivement ;

tous les symptômes de sa maladie étaient tout-
à-fait dissipés.

Obs. CLXIV. Un jeune homme eut une gonorrhée virulente qui lui tomba dans les bour-
ses et occasionna la suppuration de l'un des testicules. Le malade rejeta les frictions mercurielles et prit de lui-même les Eaux-Bonnes pour
boisson ordinaire, et le lait deux fois par jour ;
on lui conseilla inutilement les bols de panacée
mercurielle. L'ulcère se détergea et se cicatrisa
entièrement par l'usage des mêmes eaux en injection et en lotion ; le flux séminal et purulent
cessa, et le malade jouit dès-lors d'une santé
parfaite. Les eaux de Barèges guérirent aussi un
jeune homme d'une gonorrhée virulente et d'un
ulcère à l'un des testicules, que des frictions lo-
cales et des bols mercuriels, pris pendant trois
mois, n'avaient pu guérir.

Obs. CLXV. Deux jeunes gens atteints chacun
d'une gonorrhée virulente, avec inflammation,
furent fort soulagés par les eaux de Barèges, des
fontaines la Chapelle et de l'Entrée, en bain et
en boisson, coupées avec le lait ; le flux parcou-
rut rapidement ses temps ; les malades s'abstin-
rent de toute espèce de mercuriaux : je les vis
un an après leur traitement, fort bien portans
l'un et l'autre.

Obs. CLXVI. Une femme dont le mari avait
eu trois fois la vérole dans l'espace de douze ans
qu'ils avaient vécu ensemble, était attaquée de-

puis six ans d'un flux blanc, qui reconnaissait vraisemblablement une cause vénérienne ; car il y avait douleur cuisante, avec ulcération des nymphes, sans douleur ni sentiment de pesanteur dans le dos : le flux continuait avec les règles ; il était blanc, vert ou jaune, et tachait le linge. Je prescrivis en boisson les eaux de Barèges, de la fontaine la Chapelle et de la fontaine chaude, dite la Royale, l'usage du lait le matin, et des bains tempérés de la fontaine de l'Entrée. La gonorrhée diminua, et était sur le point de cesser tout-à-fait.

Obs. CLXVII. Un enfant de deux ans se couvrit par tout le corps de petits boutons et d'ulcères. La mère, infectée de la vérole par son mari, avait été traitée de deux bubons avec des tisanes sudorifiques et des bols mercuriels ; l'une de ses mamelles se tuméfia, et cette douleur, qu'on crut être laiteuse, se convertit en ulcère. On prescrivit à la mère et à l'enfant les eaux Bonnes, en boisson et en bain, avec des frictions et des bols mercuriels ; ils usèrent seulement des eaux et des bains, et furent, en apparence, guéris.

Obs. CLXVIII. Un débauché était attaqué d'un bubon vénérien qui s'était ouvert, et suppurait ; les remèdes mercuriels furent négligés. S'étant enivré trois fois dans trois jours, l'ulcère se dessécha, toutes les glandes du cou du même côté devinrent prodigieusement enflées ; les pa-

rotides et l'intérieur de la bouche l'étaient tellement, que les gencives et le voile du palais
avaient l'air d'être putréfiés : l'usage des moyens
ordinaires procura la suppuration de la bouche,
et celle du bubon se rétablit sur le déclin de la
fièvre; les eaux Bonnes dissipèrent les ulcères
de la bouche, le bubon, et le gonflement des
glandes, et le malade parut se porter très-bien.

Obs. CLXIX. Un homme qui avait eu trois
gonorrhées virulentes, dont on l'avait mal guéri,
était attaqué de douleurs très-vives aux extrémités du corps, de dartres en plusieurs parties, et
d'une toux accompagnée de crachats purulens
et de difficulté de respirer. Me doutant bien que
tous ces accidens partaient d'une cause vénérienne, j'ordonnai la boisson et les bains des
eaux Bonnes, comme préparatoires : ce secours
seul fit disparaître tous les accidens et rétablit
les forces du malade, de manière qu'il ne voulut
pas faire usage des mercuriels.

Obs. CLXX. Un homme débauché et mélancolique, infecté de la vérole, avait passé trois
fois par les grands remèdes, qui avaient été mal
administrés et sans effet; les chancres et les bubons dont il était atteint, furent suivis de deux
exostoses; savoir : l'une auprès du sourcil gauche, et l'autre au sternum, avec ulcère, de l'œdé-
matie du genou, des douleurs nocturnes très-
violentes, de la maigreur, de l'abattement des
forces ; enfin, avec une tumeur au foie et à la

rate, dure et indolente, et une diarrhée, avec fièvre. Tel était l'état du malade quand il arriva à Barèges. Je m'occupai d'abord à rétablir les forces de l'estomac. Dès le cinquième jour même de la boisson des eaux de la source Chaude, il put assez bien soutenir l'usage du lait mêlé avec ces eaux. Comme il avait toujours froid, je crus que les bains tièdes pourraient lui être utiles; leur usage augmenta la fièvre et l'insomnie : je ne passai point outre, et m'en tins à l'expectation. Les forces revinrent un peu; les exostoses et l'enflure du genou diminuèrent; l'ulcère était en train de se cicatriser; les douleurs disparurent presque; et depuis le huitième bain, je ne sentis plus la tumeur du foie et de la rate. Les autres choses étaient d'ailleurs dans l'ancien état; et comme l'hiver approchait, on n'eut pas le temps d'employer le mercure.

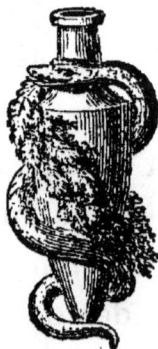

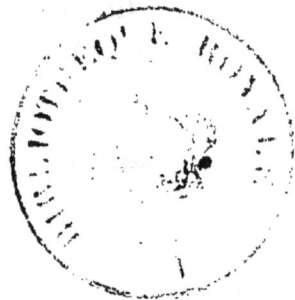

TABLE.

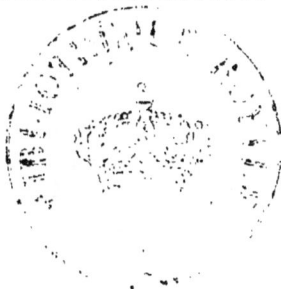